PLAN NATURAL PARA LA MENOPAUSIA

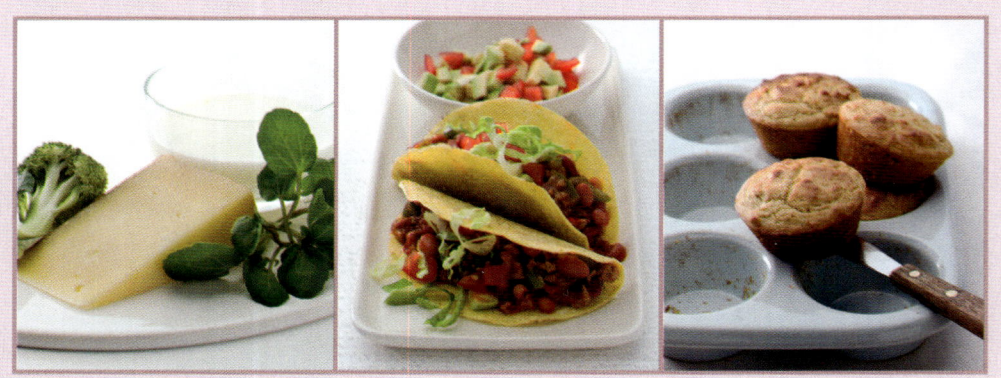

MARYON STEWART

PLAN NATURAL PARA LA MENOPAUSIA

Dieta, suplementos y terapias para aliviar los síntomas

Traducción de Belén Cabal

integral

Para Rose, Sue y Phoebe, mi madre, hermana e hija; con gratitud por su apoyo constante e inspiración.

Título original en inglés: *The Natural Menopause plan.*
Todos los derechos reservados.
Publicado por primera vez en el Reino Unido y en los Estados Unidos por Nourish, un sello de Watkins Media Limited.
© del texto: Maryon Stewart, 2017.
© del diseño interior y de la tipografía: Watkins Media Limited, 2017.
© de la traducción: Belén Cabal, 2012.
Diseño de la cubierta: Rocío Hidalgo.
Imagen de la cubierta: Debby Lewis-Harrison, Getty Images.

© de esta edición: RBA Libros y Publicaciones, S.L.U., 2024.
Avda. Diagonal, 189 - 08018 Barcelona.
rbalibros.com

Primera edición: marzo de 2013.
Primera edición en este formato: marzo de 2024.

REF.: RPRA394
ISBN: 978-84-9118-111-8
Depósito legal: B 1627-2024

Contenido

ACERCA DE LAS RECETAS
- Si no se indica lo contrario, usa huevos de tamaño mediano
- 1 cucharada de café = 5 ml
- 1 cucharada sopera = 15 ml
- 1 taza = 250 ml

Introducción

Puede que ya te estés acercando a la menopausia, puede que ya hayas llegado o puede que incluso la estés dejando atrás y te estés preguntando cómo proteger tu corazón, tus huesos y tu memoria a largo plazo. Probablemente no sepas qué hacer porque oyes muchos consejos contradictorios por ahí. ¿Debes simplemente aguantar los síntomas? ¿Deberías someterte a la terapia hormonal sustitutiva (THS) aunque no desees hacerlo? ¿O deberías probar alguno de los numerosos suplementos naturales a base de plantas que hay disponibles en el mercado? Y si así fuera, ¿cuál elegirías? O, si ya estás bajo la THS, ¿deberías continuar o interrumpir el tratamiento debido a sus implicaciones a largo plazo?

Tienes muchas razones para estar confundida. Los periódicos y otros medios de comunicación, sin mencionar a médicos y enfermeras, están llenos de consejos acerca de los mejores métodos para enfrentarse a esta etapa tan importante de la vida. Sin embargo, no se ponen de acuerdo entre ellos y muchas de las opciones que se ofrecen ni siquiera tienen una base científica.

El tratamiento más popular en los últimos veinte años para paliar los síntomas de la menopausia ha sido la THS. No obstante, varios estudios con THS han tenido que ser interrumpidos en diferentes países debido al incremento del riesgo de aparición de complicaciones médicas serias en las participantes, como enfermedades cardíacas, apoplejías, trombosis, cáncer de mama y cáncer de ovario. Así, es comprensible que muchas mujeres estén buscando un tratamiento alternativo a la THS.

La forma natural de manejar la menopausia

El plan natural para la menopausia es una alternativa a la THS, y su eficacia ha sido comprobada científicamente. En los últimos veinte años, nosotros, desde el Servicio de Consejos de Salud Natural del Reino Unido (NHAS, por sus siglas en inglés), hemos sido pioneros en aplicar este sencillo, factible y agradable plan, que ayuda a aliviar los síntomas que se manifiestan después de la última menstruación y durante los años posteriores. El plan se basa en estudios sólidos y en una dilatada práctica clínica, y el índice de éxito, en cuestión de meses, ha sorprendido a nuestras pacientes, lo que constituye una fuente de satisfacción para nuestro dedicado equipo de profesionales de la salud.

Los muchos años de trabajo con mujeres en el NHAS (y los numerosos proyectos de investigación llevados a cabo para medir los niveles de nutrientes en mujeres durante las diferentes etapas de la vida) me han hecho comprender que la caída de los niveles de estrógeno no es el único factor que desencadena los síntomas de la menopausia. Hay otros responsables.

Factores como la dieta y el estilo de vida juegan un papel muy importante. El embarazo, la lactancia y el estrés físico y psíquico también le pasan factura a nuestro bienestar. Por otro lado, los niveles de ciertos nutrientes decrecen de manera natural conforme envejecemos. Si tenemos en cuenta todos estos elementos, es lógico que muchas mujeres, cuando llegan a la etapa del climaterio, funcionen a «medio gas» y, como resultado, si no se encuentran en un buen estado nutricional y fisiológico, los síntomas relacionados con la menopausia sean más severos y las expectativas de buena salud a largo plazo no sean tan promisorias.

Una vez que comprendemos que los síntomas de la menopausia no solo tienen que ver con la caída de los niveles de estrógeno, y que hay otros factores de orden físico y psíquico que contribuyen a los mismos, el próximo paso es encontrar un programa que nos ayude a tratar estas tres áreas. Por lo tanto, no es una coincidencia que nuestro plan natural para la menopausia englobe todos esos factores con consecuentes buenos resultados. Un estudio reciente concluyó que más del 91% de las mujeres que siguieron nuestro plan notaron que los síntomas por el descenso de estrógenos estaban bajo control en solo cinco meses, y que sus síntomas físicos y psíquicos también experimentaron una mejoría significativa.

Acoplar el plan a tus necesidades

El truco consiste en encontrar la mejor forma para cada mujer de abordar la nueva etapa, lo que permitirá que seas tú quien controle los síntomas y no al revés. Aquí es donde el plan puede ayudarte realmente. En la primera parte del libro explico cómo puedes adaptar tu dieta y estilo de vida para encauzar los síntomas de la menopausia y garantizar una buena salud a largo plazo para tu corazón, tus huesos y otros sistemas del organismo. Mientras lees la primera parte, toma nota de los suplementos específicos, los alimentos, los nutrientes, las terapias y los cambios de estilo de vida que pueden utilizarse para tratar tus síntomas particulares y otros problemas de salud. La segunda parte está dedicada a una amplia selección de recetas deliciosas, especialmente diseñadas para ayudarte en el tránsito hacia una dieta rica en fitoestrógenos.

Al mismo tiempo que pones en práctica la dieta, trata de seguir mis indicaciones con los menús ricos en fitoestrógenos (véase pág. 146). También he incluido gráficos alimentarios (véase pág. 150), de forma que si necesitas incrementar los niveles de ciertas vitaminas, minerales o ácidos grasos esenciales, sepas exactamente qué comer. Espero que después de pocas semanas notes cómo emerge una nueva sensación de vitalidad. Comienza por pasar la página para leer algunas historias inspiradoras de mujeres que ya lo probaron.

Vuestras historias

«*Los síntomas de la menopausia me cogieron por sorpresa, y debo admitir que me conmocionó un poco saber que ya había llegado a esa etapa de mi vida. De pronto me encontré experimentando una ansiedad atroz, me enojaba fácilmente por cualquier cosa, por insignificante que fuera, y me sentía agotada porque las sudoraciones nocturnas no me dejaban conciliar el sueño. Cuando me daban los sofocos en el trabajo, no podía concentrarme en lo que el director me decía, lo que me parecía desconcertante y vergonzoso. Una amiga a la que confié mi nuevo estado me recomendó a Maryon y, por fortuna, solo tres o cuatro semanas después de visitarla por primera vez comencé a sentirme mejor. Dejé de ingerir cafeína, solo tomaba bebidas descafeinadas y reduje el consumo de alcohol, porque cada vez que bebía una copa de vino me entraban los sofocos. Comencé a tomar soja y yogur en lugar de los productos lácteos que consumía normalmente y eso me ayudó mucho también. Además, incluí en la dieta los suplementos Fema 45+, Promensil y otros a base de aceites de pescado de gran potencia, y me aseguré de hacer ejercicio regularmente. Poco tiempo después de iniciar el programa, me lesioné la espalda, por lo que tuve que someterme a un tratamiento de acupuntura que, a su vez, me ayudó mucho. Ahora me siento un quinientos por ciento mejor. Tengo más energía, no sufro de ninguno de los síntomas y me siento como una persona completamente diferente, lo cual es verdaderamente maravilloso.*»

CHERIE LUNGHI, ACTRIZ

«*Estaba siguiendo el tratamiento de la THS después de someterme a una histerectomía. Cuando me miraba al espejo, veía a una extraña. Mi mirada era lánguida y como vacía, el color de mi piel había cambiado y esta parecía más delgada. Sentía deseos de pasar todo el tiempo en cama, pero me daba miedo hacerlo porque sabía que si me despertaba no podría volver a dormirme. Me engordé trece kilos mientras estuve bajo la THS y me sentía horrible en todos los sentidos. Notaba un fuego ardiente en mi vagina, estaba de mal humor y desganada. La tensión arterial me bajó y me mareaba con frecuencia. Me preocupaba constantemente por todo y por nada.*

En una revista leí sobre el NHAS. Inmediatamente les llamé para concertar una visita. Allí me dieron una serie de recomendaciones para seguir y las puse en práctica. Mi primera consulta de seguimiento fue seis semanas después, momento en el que mis síntomas ya eran ligeros. No podía creer la diferencia. En otras cuatro semanas, solo podía describirme a mí misma como una persona diferente. Consiguieron que dejara la THS, perdí peso, mi vagina está normal ahora y he recuperado la libido. Todos me dicen lo bien que me veo y, ciertamente, estoy de acuerdo.»

LYNN CARR, PROFESORA DE EDUCACIÓN ESPECIAL

«*Mis peores síntomas eran los frecuentes e intensos sofocos, que acababan en una sensación abru-madora de letargo. Me hicieron convertirme en una extraña, e incluso mi familia me decía que tenía una calidad de vida tan mala que era algo que debía comenzar a tratar. Fue un verdadero placer encontrar el libro de Maryon Stewart, ya que me confortó descubrir que había solución para mis problemas. Tuve una consulta inicial con ella, en la que me hizo una serie de recomendaciones entre las que se incluían cambios dietéticos, incorporación de suplementos, ejercicios y relajación. A pesar de que no soy una persona dada a consumir pastillas, tomé Promensil y descubrí que sus beneficios ex-cedían con creces cualquier recelo que yo pudiera tener. En un mes me percaté de que la intensidad de los síntomas había disminuido. En los meses siguientes desaparecieron los sofocos, casi por completo, y recuperé mi energía. ¡Pasé de no tener calidad de vida alguna a sentirme excelentemente bien!*»

MERLE SHAPIRO, DISEÑADORA DE JOYAS

«*Mis sofocos comenzaron a aparecer muy lentamente, pero, después de un corto período de tiempo, se intensificaron. Me despertaba cuatro o cinco veces durante la noche y no podía volver a dormir después de las sudoraciones. Era imposible abrazar a mi esposo. Tenía que apartarlo de mí, pues el contacto físico agravaba los sofocos. La falta de sueño me impedía funcionar con normalidad durante el día y no podía enfrentarme a las exigencias de mi trabajo como enfermera. Me ponía de malhumor y me irritaba con los pacientes. Me desesperé tanto que llegué a pedirle a mi médico que me prescri-biera la THS, pero él no quería que me sometiera al tratamiento y me sugirió que desechara la idea. No sabía por dónde comenzar. Probé la Cimicifuga racemosa, pero luego leí que esta planta puede dañar el hígado. Cambié la dieta eliminando la cafeína, el alcohol y la comida muy condimentada, lo que provocó que los síntomas aparecieran con más intensidad. Luego comencé a tomar Promensil. Después de dos meses empecé a notar grandes cambios. Los sofocos y las sudoraciones se redujeron de forma espectacular y podía dormir toda la noche. Pude volver a abrazar a mi esposo y me sentía mucho mejor cuando dormía bien. Ahora soy una persona mucho más feliz. Mi familia ha notado la gran diferencia en mi actitud y mis hijos han comentado que ya no estoy tan malhumorada e irascible como antes. Me siento como mi antigua yo y estoy feliz de haber podido controlar mi menopausia de forma natural.*»

DONNA LOTHIAN, ENFERMERA

≪ *Yo llegué al NHAS en busca de ayuda para mis dolores de cabeza y mi fatiga, que se habían intensificado después de empezar el tratamiento de la THS. Cambié la dieta, según las instrucciones que me dieron, e incorporé en mis menús alimentos ricos en estrógenos naturales y suplementos ricos en fitoestrógenos, y comencé a hacer ejercicio y a practicar la relajación con regularidad. Después de pocas semanas, tenía mucha más energía. Mis amigos también comentaban lo bonita que lucía mi piel. Estaba recibiendo tratamiento para la hipertensión y tanto el especialista como mi médico de cabecera se asombraron al ver cómo mi presión arterial había recuperado niveles normales y cómo mi nivel de colesterol se había reducido de 5,9 a 5,4 después de iniciar el programa del NHAS.* ≫

JEAN CUNNINGHAM, FUNCIONARIA PÚBLICA RETIRADA

≪ *Me sometí a la THS a la edad de 41 años y padecía ansiedad y depresión. Tanto mi madre como mi hermana habían tenido una menopausia temprana y, en efecto, cuando visité a mi médico descubrí que mis niveles de la hormona foliculoestimulante (FSH, por sus siglas en inglés) eran elevados, lo que quería decir que estaba premenopáusica. Comencé el tratamiento de la THS tal y como me lo habían indicado, pero las migrañas se volvieron insoportables. Tomé medicamentos para este padecimiento, y funcionaron durante una temporada, pero se hicieron menos efectivos con el paso del tiempo. También padecía ataques de ansiedad y me sentía deprimida y cansada casi siempre. Tampoco me ayudó el hecho de que falleciera mi madre y mi suegra en un período de apenas dos años. Me sentía hinchada y estreñida, y mi libido era casi inexistente, hasta el punto de que el sexo estaba completamente descartado.*

Visité a Maryon en su clínica y puse en marcha sus recomendaciones. En cuatro semanas la migraña había desaparecido. Durante años, solía padecer al menos dos ataques al mes y estos se habían acentuado cuando empecé a someterme a la THS.

Maryon consiguió que dejara la THS en un par de meses. Empecé a tomar suplementos, como el Femenessence, para controlar los sofocos y las sudoraciones nocturnas. Después de tres meses ya estaba riendo y haciendo bromas con mis hijos otra vez. Sentí que había recuperado la chispa vital una vez más. Y pocos meses después, me sentía incluso mucho mejor. La relación con mis hijos y mi esposo cambió completamente, quería hacer cosas con ellos en lugar de quedarme tirada por ahí, exhausta. La vida ya no era una esclavitud y, como premio, recuperé mi libido. Hace poco me propusieron optar a un empleo para el que se presentaban unos sesenta candidatos. Sorprendentemente, me lo dieron a mí. Sé que antes no hubiera tenido ni la fuerza para pedir un trabajo. Ahora me siento mucho mejor que cuando seguía la THS, de hecho, nunca me había sentido mejor. ≫

JANICE GILLETT, ADMINISTRADORA DE UN CENTRO DE APRENDIZAJE PARA ADULTOS

≪Tuve una menopausia temprana, a los 40 años. Me hice una prueba de densitometría ósea y me sorprendí al saber que había perdido un siete por ciento de la masa ósea en un año. Me aconsejaron que tomara medicamentos durante un tiempo prolongado, pero después de conocer las alternativas que ofrece Maryon Stewart decidí probar durante un año las soluciones naturales antes de aceptar las drogas químicas como tratamiento final.

Fui a la consulta de Maryon, y ella me ayudó a perfeccionar mi programa, lo que implicaba hacer ciertos cambios en la dieta, tomar suplementos y hacer ejercicios con pesas. Un año después, la segunda prueba de densitometría ósea no mostró casi pérdida de masa ósea y el consejo esta vez fue "sigue tomando las pastillas". Espero que el examen del próximo año demuestre que he generado masa ósea nueva. No hay duda de que me siento bien y en mucha mejor forma como resultado del nuevo régimen.≫

JOANNE SIMMS, MADRE DE DOS HIJOS

≪Mis síntomas menopáusicos comenzaron poco después de una histerectomía parcial, cuando tenía 45 años. Padecía sudoraciones nocturnas que me impedían dormir y me dejaban exhausta. También tenía alto el nivel de colesterol.

No quería someterme a la THS y preferí hacer cambios en mi dieta para controlar los síntomas. Me ayudó mucho disminuir la cantidad de cafeína y también tomar semillas de lino diariamente. En unos meses mis sofocos disminuyeron y la calidad y cantidad de sueño mejoró. Mi colesterol también regresó a sus niveles normales por primera vez en tres años. Además, enseguida me di cuenta de que mi cabello se veía más saludable, mi piel recuperó su brillo y tenía mucha más energía.≫

LAURIE CAMPBELL, ADMINISTRADORA

≪Yo sufría sofocos horribles, día y noche, que arruinaron mi último trimestre como profesora y destrozaron mi vida. ¡No exagero! Por la noche tenía hasta doce sofocos y sudoraciones, y durante el día eran el doble. El sudor, literalmente, me corría por la cara. Me sentía completamente debilitada y mi autoestima estaba por el suelo, ya que nunca sabía en qué momento me vendrían los síntomas. En una semana, después de comenzar el programa del NHAS, mis niveles de energía y la sensación de bienestar regresaron a la normalidad. Después de unos meses siguiendo la dieta recomendada, que incluía productos de soja y los suplementos sugeridos, y haciendo ejercicio y relajación, desaparecieron los sofocos. Milagrosamente volví a ser quien era, en completa calma y normalidad.≫

ANN HIGGINS, PROFESORA

Como muchas cosas en la vida, la menopausia tiene sus pros y sus contras, y puede traer consigo una compleja mezcla de emociones. A pesar de que muchas mujeres están encantadas por no tener que sufrir todos los meses la regla, muchos de los otros signos y síntomas del climaterio no son muy bienvenidos. Por fortuna, el plan natural para la menopausia, que se basa en el exitoso programa que hemos estado aplicando en el Servicio de Consejos de Salud Natural durante más de veinte años, proporciona una manera sencilla, factible y amena de aliviar todos los síntomas y restablecer el sentido de vitalidad y autoestima.

En la primera parte de este libro explico qué le sucede al cuerpo durante la perimenopausia, qué es la menopausia, por qué ocurre y qué clase de síntomas —físicos y emocionales— puedes experimentar. Analizo la THS en perspectiva y explico formas naturales alternativas para manejar los síntomas. También indico cómo proteger tu salud a largo plazo. Y, lo más importante, presento los principios del plan natural para la menopausia: una dieta rica en fitoestrógenos, suplementos probados científicamente y terapias complementarias que mejoran la salud. Un efecto que he notado en nuestras pacientes es que, después del plan natural para la menopausia, recobran el entusiasmo por la vida, la forma física, la autoestima y que, en sentido general, se sienten mejor que nunca. Mientras comienzas a poner en práctica los cambios recomendados en la primera parte, mantén un diario con la dieta y un gráfico completo que recoja todos los síntomas (puedes encontrar ambos en la sección dedicada a la menopausia en mi página web: www.maryonstewart. com). Procede de esta forma durante los primeros tres o cuatro meses para ayudarte a monitorear tu progreso. Debes seguir las recomendaciones del plan al menos de cuatro a seis meses para obtener los beneficios óptimos.

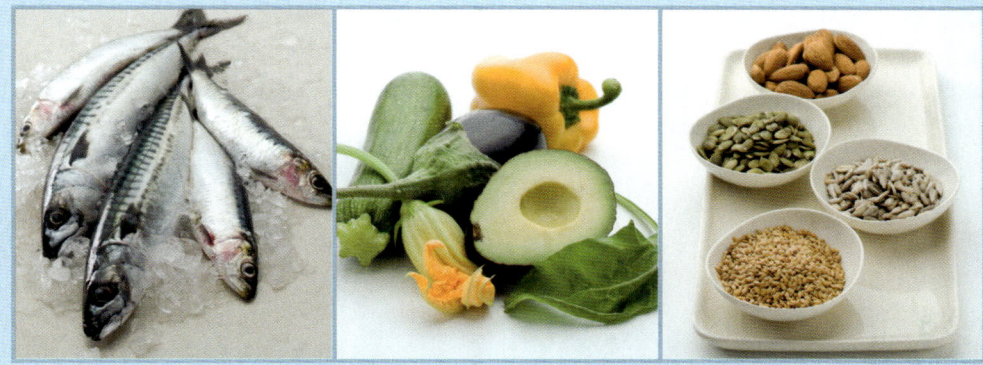

Primera parte

Comprender la menopausia

¿Qué me está sucediendo?

Una noche, sin previo aviso, te despiertas sudando. Te apartas la manta a pesar de que la habitación está helada. Al principio solo ocurre ocasionalmente. Pero, con el tiempo, las sudoraciones se vuelven cada vez más frecuentes, interrumpen tu sueño y te dejan agotada al día siguiente.

Ves cómo los días transcurren sin ningún alivio. De manera progresiva, empiezas a sentir olas de calor por todo tu cuerpo, a menudo cuando la temperatura sube o en momentos de estrés, como cuando estás en un atasco, en una reunión o en un tren abarrotado. Tus menstruaciones se vuelven erráticas y tu carácter fluctúa como el de una adolescente. ¿Qué está pasando? No estás enferma ni te estás volviendo loca. Es el comienzo de tu menopausia.

El término menopausia significa literalmente «el último día de la última menstruación», a pesar de que la palabra se usa en términos generales para describir los diversos síntomas que experimentamos en los años previos y posteriores a este hecho. Suele ocurrir en cualquier momento, entre los 45 y los 55 años, aunque los 51 es la edad promedio. El consenso general es que ya has pasado la menopausia cuando has estado sin menstruar durante un año completo (razón por la cual este proceso solo puede determinarse con exactitud en retrospectiva).

¿Por qué ocurre la menopausia?

Al nacer, nuestros ovarios contienen miles de folículos o pequeños sacos donde se desarrollan y maduran los óvulos. En la pubertad, nuestros ovarios comienzan a liberar un óvulo cada mes bajo la influencia directa de dos agentes químicos, u hormonas, producidas por la glándula pituitaria en el cerebro. Estas dos hormonas, la hormona foliculoestimulante (FSH) y la hormona luteinizante (LH), estimulan a la vez la producción de otras dos hormonas en los ovarios, estrógeno y progesterona, las cuales son las responsables de crear el revestimiento del útero (endometrio) para el embarazo. Si un óvulo no se fecunda, los niveles de estrógeno y progesterona decrecen y el óvulo, junto con la acumulación del revestimiento del útero, se desecha en forma de menstruación.

Mientras atraviesas los cuarenta, el suministro de óvulos con el que naciste comienza a agotarse y tus ovarios dejan de liberarlos cada mes. Esto quiere decir que ya no produces la suficiente cantidad de progesterona ni de estrógeno y que tus niveles hormonales fluctúan de un mes al otro. Llega el momento en que tus ovarios ya no tienen óvulos, cesa la producción de progesterona y los niveles de estrógeno se reducen. El estrógeno es necesario para otras funciones fisiológicas —no solo para la reproducción—, como el fortalecimiento de los huesos, la claridad mental y el buen funcionamiento cardíaco, por lo que es inevitable que notes los efectos de la carencia de esta hormona.

¿QUÉ ES LA PERIMENOPAUSIA?

Tu cuerpo sufre una serie de cambios que conducen finalmente a la menopausia. Estas transformaciones se conocen globalmente como «perimenopausia» (*peri* significa «cerca de»). Su primer indicio es, con frecuencia, un cambio en el patrón menstrual. La regla se vuelve irregular, más larga o más corta, así como también más abundante o, en muchos casos, más ligera. Muchas de nosotras no estamos preparadas para la perimenopausia porque introduce cierto grado de incertidumbre en nuestra vida, ya que no podemos determinar con exactitud cuándo vendrá la menstruación. Si eres de las menos afortunadas, sufrirás un empeoramiento de los síntomas premenstruales, además de altibajos emocionales y muchos más días «negros» de los que te gustaría tener. Otros síntomas de la perimenopausia son:

◆ Sofocos
◆ Sudoraciones nocturnas
◆ Altibajos emocionales
◆ Pérdida de la libido
◆ Pérdida de energía
◆ Insomnio
◆ Pérdida de la concentración

¿Cuáles son las causas de la menopausia prematura?

Cerca del 1% de las mujeres tienen la menopausia antes de los 40 años. Este fenómeno se conoce como menopausia prematura o fallo ovárico prematuro (POF, por sus siglas en inglés) y los síntomas son exactamente iguales que los de una menopausia natural. Tienes probabilidades de tener una menopausia prematura si estás dentro de cualquiera de estas categorías:

• Tus ovarios han sido extirpados quirúrgicamente (ooforectomía), lo cual a veces ocurre como consecuencia de una histerectomía si los ovarios sufrían alguna anomalía o para prevenir la propagación del cáncer de ovario o de endometrio.
• Recibes radioterapia o quimioterapia para el tratamiento del cáncer.
• Existen antecedentes (causas hereditarias) de menopausia prematura en la familia o de problemas cromosómicos.
• Fumas. (Los estudios demuestran que existe un fuerte vínculo entre el hábito de fumar y la menopausia prematura. Las fumadoras pueden llegar a la menopausia hasta dos años antes que las no fumadoras.)
• Tuviste tu último hijo antes de los 28 años.
• Nunca has tenido hijos.
• Estás baja de peso.
• Tu dieta es nutricionalmente pobre.

Reconocer los síntomas de la menopausia

Si tus períodos comienzan a volverse erráticos, o no tienes la regla durante varios meses, puede tratarse del comienzo de la menopausia. Es útil estar al tanto de los cambios menopáusicos porque eso te permite actuar con rapidez para preservar tu salud a corto y largo plazo.

La manera más rápida de descubrir si estás menopáusica es pedirle a tu médico que te haga un examen —o hacerlo tú misma en casa—. La prueba examina los niveles de FSH en la orina. Cuando entras en la etapa de la menopausia, los niveles de FSH se disparan exageradamente y permanecen altos por espacio de unos dos años, o hasta que el cerebro recibe el mensaje de que tus ovarios ya no producen estrógeno. En ese momento, la FSH regresa a los niveles normales del período premenopáusico. Debido a que los niveles de esta hormona fluctúan durante los ciclos menstruales, deberás hacer la prueba dos veces y con una semana de diferencia. Si los niveles de FSH son altos solo en una prueba, es poco probable que hayas llegado a esta etapa, pero si los dos exámenes indican lecturas altas, entonces eso confirmaría que has llegado a la menopausia.

TIPOS DE SÍNTOMAS

Tus síntomas pueden alertarte del hecho de que ya eres menopáusica. Estos síntomas pueden dividirse en tres grupos principales: síntomas por disminución de los niveles de estrógeno, otros síntomas físicos y síntomas psíquicos/emocionales.

SÍNTOMAS POR DISMINUCIÓN DE LOS NIVELES DE ESTRÓGENO:	OTROS SÍNTOMAS FÍSICOS	SÍNTOMAS PSÍQUICOS/ EMOCIONALES
◆ Sofocos	◆ Molestias y dolores	◆ Ansiedad y ataques de pánico
◆ Sudoraciones nocturnas	◆ Migrañas y dolores de cabeza	◆ Irritabilidad
◆ Síntomas urinarios	◆ Fatiga	◆ Altibajos emocionales
◆ Pérdida de la libido	◆ Estreñimiento	◆ Depresión
◆ Sequedad vaginal	◆ Síndrome de colon irritable	◆ Confusión y/o pérdida de la memoria
◆ Dificultades durante el coito		

¿Cómo afecta a la menopausia el antecedente del síndrome premenstrual?

El síndrome premenstrual (PMS, por sus siglas en inglés) se refiere a los síntomas físicos y psíquicos que pueden manifestarse antes de la llegada de la regla y disminuyen o desaparecen justo después. Para algunas mujeres, el PMS se agudiza en los momentos próximos a la menopausia. Un estudio llevado a cabo en el Servicio de Consejos de Salud Natural (NHAS) observó la relación entre los síntomas del PMS que se habían tenido antes y los síntomas menopáusicos actuales. Los síntomas psíquicos sí parecían mantener cierta continuidad del PMS a la menopausia, con pequeñas conexiones relacionadas con la ansiedad, la depresión, la confusión y el insomnio.

Sin embargo, las conexiones con los síntomas físicos, como los sofocos y las sudoraciones nocturnas, eran muy pocas o inexistentes, lo cual sugiere que aquellos síntomas que se presentan como resultado de la deficiencia en los niveles de estrógeno no están muy influenciados por los antecedentes del PMS. Por nuestra experiencia, la dieta y el estilo de vida marcan una gran diferencia en muchos de los síntomas del PMS que padecen las mujeres, lo cual es una buena noticia si vas a sufrir cambios de humor similares en el momento de la menopausia.

¿Qué provoca los síntomas menopáusicos?

Los niveles fluctuantes de hormonas son la causa principal de los síntomas de la menopausia, pero no son los únicos responsables. Las numerosas encuestas que hemos llevado a cabo en el NHAS sugieren que factores como la dieta y el estilo de vida en esta etapa de la vida también juegan un papel significativo a la hora de determinar la severidad de los síntomas. El embarazo y la lactancia, así como ciertos desequilibrios nutricionales que puedan haberse desarrollado a lo largo de los años como resultado de seguir dietas, malos hábitos alimenticios o mala absorción pueden, con frecuencia, pasar factura y dejarnos en un estado de deficiencia nutricional en el momento de entrar en el período menopáusico.

La menopausia también nos impacta psicológicamente en un momento crucial de nuestras vidas, cuando los temores naturales al envejecimiento y a lo que nos puede deparar el futuro comienzan a asentarse en nuestra mente. Entre los cuarenta y cinco y los cincuenta y pocos años, te encontrarás cargada de otros problemas, como las situaciones cotidianas que se presentan en la crianza de los hijos adolescentes, quizá debas cuidar a algún familiar muy mayor, o notes cambios en la relación de pareja (si la tienes), o tengas que realizar algún trabajo fuera de casa por primera vez en años. Si, además de todo eso, tienes que lidiar con la menopausia, no es nada extraño que te sientas mal.

A pesar de los cambios que estás experimentando, es importante ver las cosas en perspectiva. La menopausia no es el fin del mundo, más bien es el comienzo de una nueva fase que puede ser muy reconfortante. Si consideras todas las causas de tus síntomas, hay muchas cosas que puedes hacer para que esta transición sea lo más cómoda posible.

La terapia hormonal sustitutiva (THS) en el punto de mira

Hasta hace relativamente poco tiempo, la terapia hormonal sustitutiva (THS) era considerada un gran avance médico para tratar la menopausia, y muchos facultativos la veían como un tratamiento de por vida. La THS parecía ser la solución a las molestias de corta duración, como los sofocos, las sudoraciones, los cambios emocionales y la sequedad vaginal. También se creía que actuaba como protección contra otros riesgos más a largo plazo, como las enfermedades cardíacas y la osteoporosis. Parecía que no había síntomas que no pudiera tratar…

En la actualidad, después de numerosos estudios e investigaciones en todo el mundo, está saliendo a la luz una historia diferente. En lugar de ser una cura para todo, la THS puede aumentar el riesgo de padecer cáncer de mama y afectar al corazón. Como resultado, la comunidad médica ha tenido que ponerse a pensar una vez más.

Hoy, la recomendación es que la THS debería ser prescrita solo en la menor dosis requerida para mantener bajo control los síntomas a corto plazo, y, en todo caso, durante el menor tiempo posible. Se aconseja a los médicos que hagan una revisión a las pacientes bajo THS al menos una vez al año. Si los síntomas persisten, se puede volver a prescribir la THS una vez más, pero solo durante un período máximo de cinco años y no de por vida. Una vez que los síntomas se hayan aliviado, debe suspenderse el tratamiento y proponer una alternativa.

Si aun así quieres probar la THS, lee la lista en la página siguiente para verificar que no tienes ningún problema de salud que te impida someterte a ella. Por otro lado, debes tener en cuenta que la THS agudiza las migrañas, la esclerosis múltiple, la epilepsia, la diabetes, afecta la tensión arterial (ocasionalmente), provoca cálculos biliares y agrava los síntomas del síndrome premenstrual. Además, existen efectos secundarios comunes que incluyen: sensibilidad en los senos y crecimiento de los mismos; cambios emocionales; náuseas y vómitos; posible aumento de peso; sangrado vaginal a mitad del ciclo menstrual; calambres en las piernas; crecimiento de cualquier fibroma uterino existente; intolerancia a las lentillas; crecimiento irregular de manchas en la piel; pérdida de cabello, y aumento del vello facial o corporal.

La alternativa a la THS

Después de veinte años ayudando a mujeres con diferentes problemas de salud en el Servicio de Consejos de Salud Natural (NHAS), puedo ponerme la mano en el corazón y decir con certeza que existe una efectiva y científica alternativa natural a la THS. Mi plan natural para la menopausia te ayudará a superar los síntomas de la menopausia a la vez que te protege contra las enfermedades cardíacas y la osteoporosis. El plan natural para la menopausia se apoya en una dieta rica en fitoestrógenos y en una selección de suplementos recomendados, además de seguir un programa

¿CÓMO SUPERAR LA THS?

Antes de interrumpir el tratamiento, debes haber comenzado ya el plan natural para la menopausia. Así, puedes empezar a dejar la THS cuando lleves entre cuatro y seis semanas bajo la nueva rutina alimentaria y de ingesta de suplementos. Después debes reducir gradualmente la THS (detenerla de repente puede provocar síntomas de abstinencia bastante severos). Si estás bajo una terapia de dosis alta o con el parche, pídele a tu médico que reduzca la dosis por espacio de un mes o dos antes de interrumpirla.

Entonces, reducirás la dosis a la mitad durante un mes aproximadamente, de la siguiente forma:

• Si estás tomando pastillas, pártelas por la mitad o toma una cada dos días.

• Si usas el parche, córtalo por la mitad o utiliza uno cada dos días.

• Si usas un espray nasal, utilízalo menos o en días alternos.

Cuando hayas decidido que ya es el momento propicio, elige un día para interrumpir la THS completamente. Si experimentas sofocos ligeros durante los dos meses siguientes, simplemente incrementa la cantidad de isoflavonas (véase pág. 26) que consumes diariamente. También conviene aumentar la ingesta de trébol rojo a corto plazo (véase pág. 32).

moderado de ejercicios y relajación. Explicaré todos los principios en las páginas siguientes. Si estás bajo el tratamiento de la THS y deseas suspenderlo, debes hacerlo gradualmente (véase el recuadro superior). En el NHAS realizamos dos estudios con mujeres que abandonaron la THS. Ambos demostraron que más del 91% de las mujeres podían interrumpir el tratamiento con éxito, sin ningún efecto secundario o síntomas de ningún tipo, en un período de cinco meses.

Cuándo evitar la THS

No debes someterte a la THS si te son aplicables cualquiera de las siguientes condiciones:

• Antecedentes familiares de cáncer de mama o cáncer de ovario.

• Sangrado vaginal inusual que no haya sido diagnosticado.

• Endometriosis (cuando el revestimiento del útero crece y, subsecuentemente, sangra fuera del útero).

• Enfermedades graves del corazón, del hígado o de los riñones.

• Una cirugía en las siguientes seis semanas (una operación puede incrementar el riesgo de trombosis).

• Fibroma uterino (la THS puede provocar sangrados más abundantes).

• Diabetes (la THS puede cambiar los niveles de azúcar).

• Dolor o quistes en el pecho.

• Antecedentes personales o familiares de trombosis, especialmente si eres fumadora.

Alivio natural de los síntomas

Todas reaccionamos de manera diferente a la menopausia. Algunas atraviesan este período sin ninguna dificultad y se preguntan la razón de tanto alboroto. Pero para otras, los cambios hormonales provocan síntomas molestos que perturban sus vidas y las convierten en un suplicio. La buena noticia es que todos estos síntomas pueden superarse con dietas simples y pequeños ajustes en el estilo de vida. El único efecto secundario es que te sentirás como antes o, en la mayoría de casos, mucho mejor.

Sofocos y sudoraciones nocturnas

Nadie sabe con certeza qué es lo que provoca los sofocos, pero se cree que la falta de estrógeno puede afectar la actividad del hipotálamo, la región del cerebro que controla la temperatura corporal. Se estima que más del 80% de las mujeres padecerán este síntoma en algún momento. Los sofocos pueden comenzar mucho antes de la última menstruación y continuar varios años después.

La frecuencia, duración e intensidad de los sofocos puede variar de una mujer a otra. Puedes experimentar varios durante el día o sufrir ataques constantes durante la noche y el día. La duración oscila desde varios segundos hasta cerca de cinco minutos —el promedio es de cuatro minutos—. Además de la sensación de calor, puedes experimentar palpitaciones, mareos, ansiedad e irritabilidad.

Las sudoraciones nocturnas son sofocos severos que hacen que te despiertes en mitad de la noche empapada en sudor, y que te obligan incluso a cambiarte de ropa y de sábanas. Si esto continúa repetidamente, noche tras noche, pronto se apodera de una el cansancio y la fatiga. El contacto físico con tu pareja también puede provocar un sofoco, por lo que probablemente no tendrás mucho interés en buscar la intimidad física, lo cual puede derivar en problemas en la relación si tu pareja comienza a sentirse rechazada.

Ayúdate a ti misma:

- No te sientas avergonzada por un sofoco. En el momento en que sientas que viene uno, deja lo que estás haciendo, inspira lenta y profundamente, y trata de relajarte. Esto ayuda a reducir la severidad del ataque.
- Si es posible, bebe un vaso de agua y siéntate tranquila hasta que pase el sofoco.
- Lleva capas de ropa fina de las que puedas despojarte fácilmente en cuanto empieces a sentir calor. Las prendas de fibra natural, como el algodón, ayudan a la piel a respirar.
- Mantén tu habitación fresca durante la noche y ten a mano un ventilador, compresas húmedas y alguna bebida fresca cerca de la cama. Usa sábanas, fundas y ropa de dormir de algodón.
- Ingiere pequeñas comidas, pero de manera regular. El calor que genera el proceso de digestión de una comida abundante puede provocar un sofoco.
- Reduce el consumo de alcohol, cafeína, bebidas calientes y comidas muy condimentadas, ya que todo esto puede disparar los síntomas.

- Haz ejercicio con frecuencia (véase pág. 50)
- Deja de fumar. Los estudios demuestran que este hábito incrementa el riesgo de padecer sofocos.
- Incluye en tu dieta un buen número de grasas poliinsaturadas e isoflavonas (véase pág. 26). Los estudios demuestran que unos 100 mg de isoflavonas al día pueden controlar los sofocos severos. Estas pueden consumirse tanto a través de los alimentos como a través de suplementos. El consumo regular de isoflavonas ayuda a mantener altos los niveles de estrógeno en la sangre. Como guía muy general, en un vaso de leche de soja de 250 ml hay aproximadamente unos 20 mg de isoflavonas; 10 mg, en un yogur de soja de 125 g; 25 mg, en 100 g de tofu, y 7 mg en una cucharada sopera de semillas de lino. Las investigaciones también confirman que es mejor consumir estos alimentos en pequeñas cantidades a lo largo del día que ingerirlos todos de una sentada.
- Trata de consumir suplementos verificados científicamente (véase pág. 32).

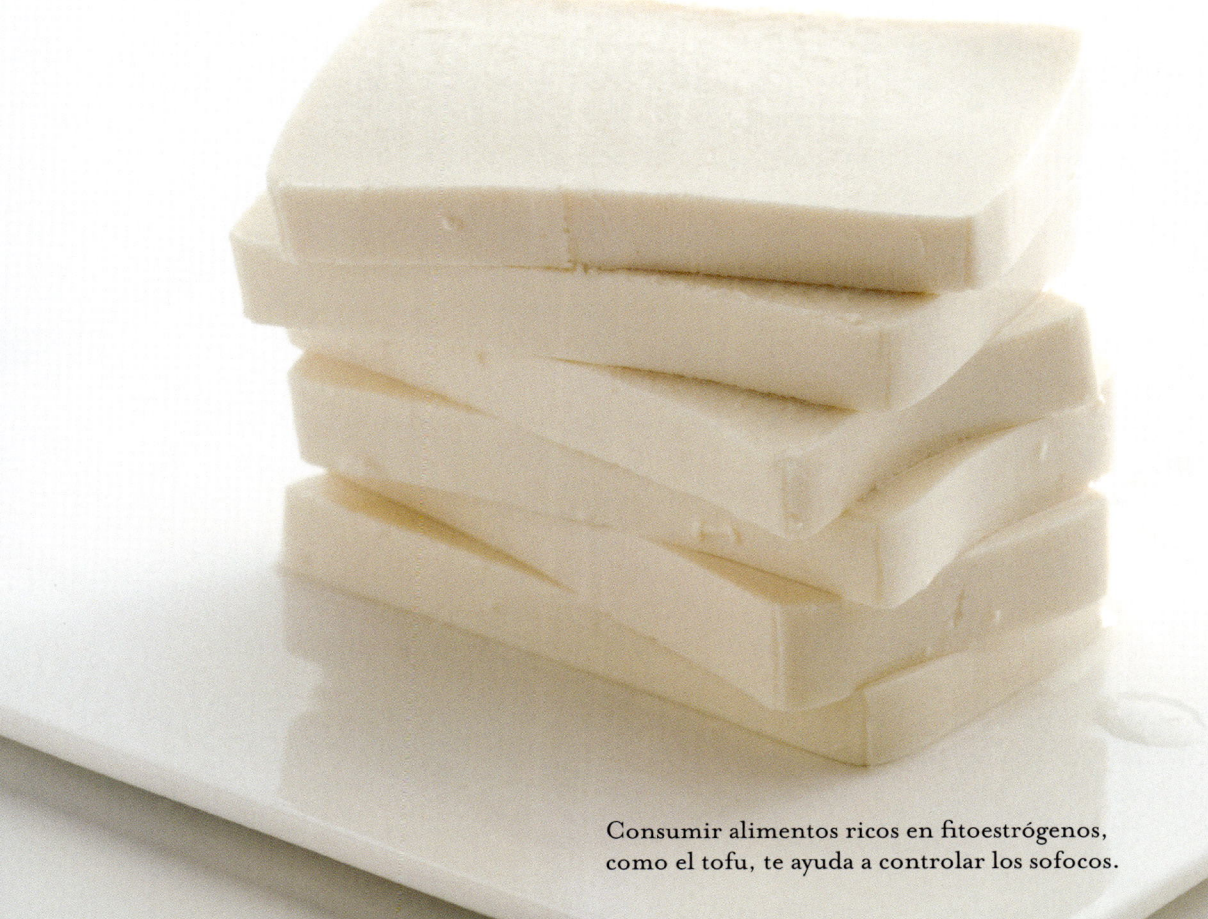

Consumir alimentos ricos en fitoestrógenos, como el tofu, te ayuda a controlar los sofocos.

Problemas sexuales

La falta de estrógenos provoca que el endometrio se vuelva más fino y seco. También se experimenta una debilitación del tono muscular de la vagina y una reducción en la irrigación de sangre al área genitourinaria durante la etapa de la menopausia. El resultado es que el contacto sexual se torna molesto y, en algunos casos, doloroso. La buena noticia es que es un proceso reversible a través de la dieta y de la ingesta de suplementos prescritos por un especialista.

Ayúdate a ti misma:

- Las cremas de fitoestrógenos, como el gel vaginal Phyto Soya de Arkopharma, actúan contra la sequedad y las molestias vaginales. Utiliza el gel dos veces a la semana (pruebas clínicas demuestran que ayuda a rehidratar y restablecer la elasticidad del tejido vaginal en tres semanas). Usa el gel orgánico Yes durante el resto de las noches.
- Las cápsulas de omega 7 también ayudan en los casos de sequedad vaginal. Obtenido del espino amarillo, una planta natural de Asia y Europa, el omega 7 ayuda a mantener la salud e integridad de las membranas mucosas de la vagina. En la medicina tradicional asiática se utiliza desde hace más de mil años. Para aquellas mujeres que sufran de sequedad vaginal severa o que sangren durante el coito les recomiendo que tomen dos cápsulas de omega 7 de Pharma Nord por la mañana y dos por la noche. Quedarán encantadas con los resultados.
- No interrumpas la actividad sexual. El sexo frecuente ayuda a incrementar la lubricación vaginal. Si tardas más de lo habitual en excitarte, asegúrate de que tu pareja y tú disfrutáis de mucha más estimulación erótica previa al coito.
- Los ejercicios para el suelo pélvico ayudan a mantener una vagina saludable y a fortalecer los músculos de la pelvis. A su vez, esto hace que el sexo sea más placentero y contribuye a evitar la incontinencia urinaria, tan común en esta etapa de la vida. Localiza los músculos correspondientes deteniendo el flujo de la orina; una vez que sepas cuáles son, contráelos entre 10 y 15 veces al día utilizando la siguiente técnica: con las piernas ligeramente separadas contrae los glúteos; a la misma vez, contrae la vagina hacia dentro y hacia arriba; aprieta y mantén la presión durante algunos segundos.
- Toma suplementos de Promensil (véase pág. 32). Los estudios demuestran que ayudan a aliviar la sequedad vaginal.
- Lee mis orientaciones para acelerar el impulso sexual a largo plazo (véase pág. 56)

Dolores de cabeza

Los dolores de cabeza y las migrañas son comunes durante la menopausia y pueden ser el resultado de cambios en la temperatura corporal, cansancio debido a la acción de los sofocos, desvelos o estrés y ansiedad generalizados.

Ayúdate a ti misma:

- Prueba las técnicas de relajación (véase pág. 40).
- El ejercicio físico regular es fundamental (véase pág. 50).
- Las terapias complementarias, como los masajes y la acupuntura, pueden ayudar a disminuir el dolor.

- Come torta de avena antes de irte a la cama para mantener los niveles de azúcar equilibrados. Si el nivel de azúcar en sangre disminuye durante la noche, es posible que te levantes con dolor de cabeza.

Síntomas emocionales

La depresión, la irritabilidad, los altibajos en el estado anímico y la ansiedad son síntomas comunes de la menopausia y están provocados por los cambios físicos y hormonales por los que atraviesas. Es importante entender que estas emociones son pasajeras, aunque pueden tardar algún tiempo en desaparecer.

Ayúdate a ti misma:

- No reprimas tus sentimientos ni busques alivio en el alcohol, en los cigarrillos o en la comida. Habla con algún amigo o familiar sobre cómo te sientes.
- Sigue la dieta del plan natural para la menopausia (véase pág. 26).
- Haz ejercicio de manera regular. Se ha comprobado que el ejercicio físico es más efectivo para la depresión que la psicoterapia. En un estudio comparativo, después de un programa aeróbico de 12 semanas, las mujeres que practicaron ejercicio mostraron menos síntomas de depresión que aquellas que se sometieron a psicoterapia. Estos resultados se mantuvieron en la sesión de seguimiento, un año después.
- Prueba las terapias complementarias, como el yoga (véase pág. 41), y las técnicas de relajación, como la meditación.

Insomnio

Las noches en vela pueden convertirse en la norma, así que ataca el problema enseguida. Las causas más comunes incluyen sudoraciones nocturnas, ansiedad o tener que levantarse para ir al baño. La disminución o perturbación del sueño puede provocar muchos otros síntomas, como la depresión y la irritabilidad, de forma que si comienzas a dormir mejor, notarás una mejora en tu estado anímico.

Ayúdate a ti misma:

- Afronta las posibles causas principales de tu insomnio, como la ansiedad y las sudoraciones.
- Durante la noche, toma valeriana (véase pág. 38) para ayudarte a retomar el sueño hasta que las sudoraciones estén bajo control.
- Incluye el ejercicio y la relajación en tu rutina diaria.
- Bebe leche de soja caliente, una taza de manzanilla o de infusión de valeriana antes de dormir.
- Escucha música relajante para ayudarte a conciliar un sueño profundo. No te lleves las preocupaciones a la cama.
- Evita ver, leer o escuchar algo que sea muy estimulante por la noche. También es importante evitar la cafeína y el alcohol momentos antes de irte a la cama.
- Establece una hora fija para acostarte y para levantarte. Te darás cuenta de que es más fácil dormir si tu cuerpo se acostumbra a un patrón regular.

Sequedad de la piel y arrugas

Muchas mujeres notan que la piel comienza a secarse durante la etapa próxima a la menopausia. También se suele notar un incremento de las arrugas. Esto se debe al efecto que la reducción en los niveles de estrógeno tiene sobre el colágeno, la principal proteína estructural de la piel, encargada de mantener firme el tejido conectivo.

Ayúdate a ti misma:

- Hidrata la piel con frecuencia. Recomiendo la crema antienvejecimiento de Arkopharma. Es muy rica en fitoestrógenos y posee una acción antienvejecimiento triple que estimula el proceso de regeneración celular, la síntesis de colágeno y protege contra los radicales libres. Las pruebas demuestran que ayuda a reducir la profundidad de las arrugas un 48% en cuatro semanas.
- Protege tu piel de los dañinos rayos del sol. No salgas sin aplicarte en la cara, cuello y manos protector solar con un factor de protección 15 como mínimo.
- Bebe al menos ocho vasos de agua al día para mantener la piel hidratada.
- Exfolia la piel con frecuencia para que la crema hidratante penetre con más facilidad.
- Consume abundante pescado, como salmón y sardinas, ya que son muy ricos en ácidos grasos omega 3 y ayudan a mantener la piel suave y lisa.

Dolor en las articulaciones

La falta de estrógeno y otros nutrientes esenciales puede acarrear, como consecuencia, crujidos en los huesos y dolor en las articulaciones, especialmente a primera hora de la mañana.

Ayúdate a ti misma:

- Los aceites de pescado han sido objeto de estudios clínicos y han demostrado su efectividad para aliviar el dolor de las articulaciones. En particular, el ácido eicosapentaenoico (EPA) del aceite de pescado es muy efectivo para tratar la artritis. Los ácidos grasos omega 3 en el EPA crean prostaglandinas antiinflamatorias que alivian la hinchazón y el dolor en las articulaciones. Trata de comer dos o tres raciones de pescado azul, como salmón, caballa, arenque o sardinas, cada semana.
- Procura consumir suplementos de aceite de pescado que contengan más del 80% de ácidos grasos omega 3, y que de los cuales al menos el 50% sea EPA.
- Toma suplementos de sulfato de glucosamina y condroitina (véase pág. 35). La evidencia sugiere que la glucosamina y la condroitina pueden reducir la inflamación y el dolor, y favorecen el movimiento de las articulaciones. El Regenovex también ayuda a reducir el dolor y la inflamación.
- Consume al menos cinco porciones de fruta y vegetales al día.
- Haz ejercicio por espacio de al menos 30 minutos, hasta que te quedes sin aliento, la mayor parte de los días de la semana. Por la mañana, para empezar el día, incorpora algunos ejercicios de estiramiento a tu rutina.
- No fumes y evita tomar alcohol más de 5 veces a la semana (un vaso de vino o una cerveza, cada vez).

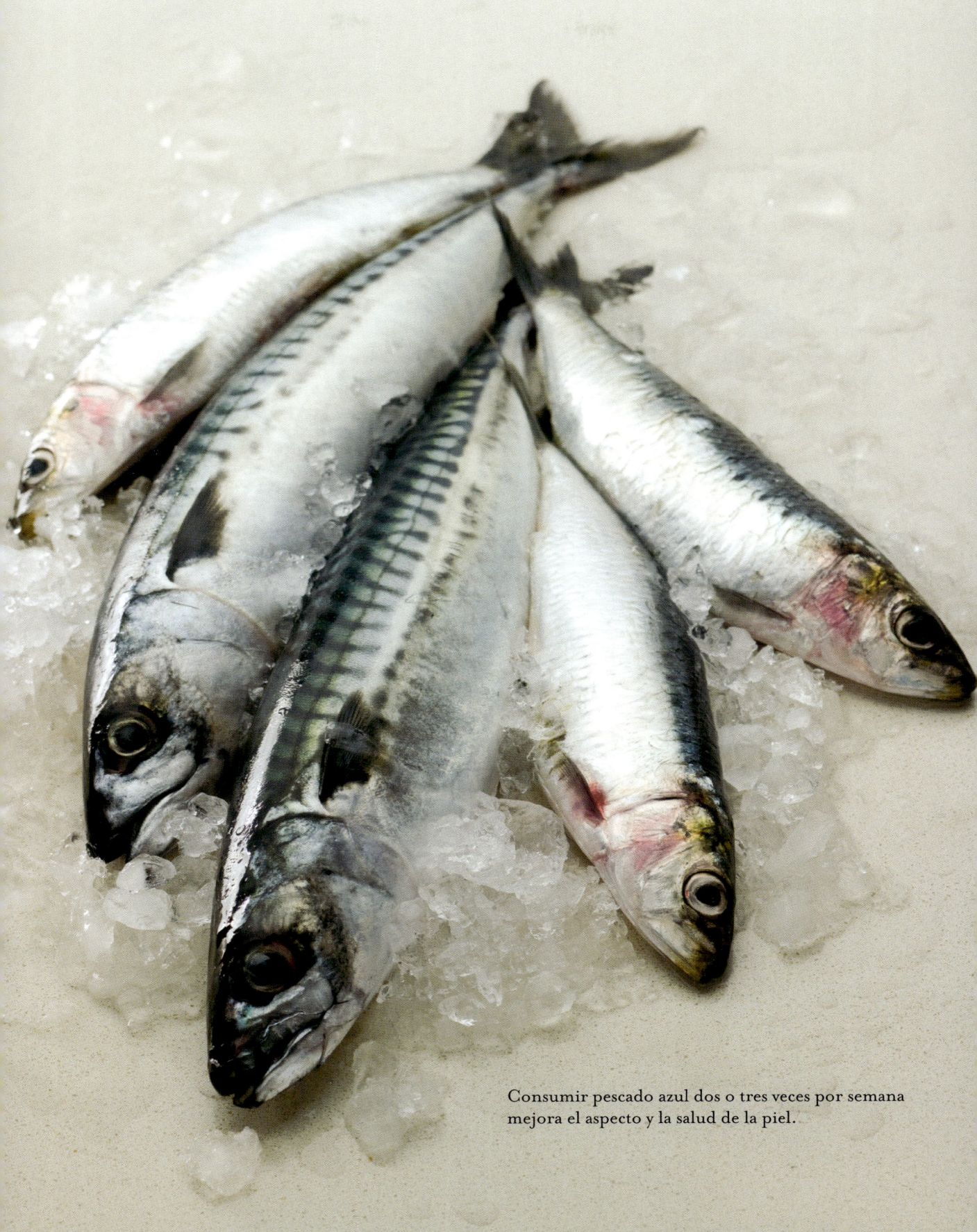

Consumir pescado azul dos o tres veces por semana
mejora el aspecto y la salud de la piel.

La dieta del plan natural para la menopausia

La comida que ingerimos tiene un impacto muy importante en la variedad y severidad de nuestros síntomas menopáusicos. Es interesante ver cómo las mujeres asiáticas viven la experiencia de la menopausia completamente diferente a la de las mujeres occidentales. Las primeras rara vez sufren sofocos y sudoraciones nocturnas y, hasta hace poco, el idioma japonés ni siquiera incluía el término «sofoco». La diferencia fundamental entre las dietas asiáticas y occidentales radica en la cantidad de estrógeno vegetal —conocido como fitoestrógeno— que se consume.

Numerosos estudios realizados en los últimos años revelan que el consumo regular de fitoestrógenos puede jugar un papel importante en un programa de control de la menopausia muy similar a la THS. A pesar de que los fitoestrógenos son solo una milésima parte de potentes que los estrógenos de origen animal, se están dando a conocer como grandes reguladores hormonales debido a sus efectos equilibrantes. Cuando existe un suministro excesivo de estrógeno en el cuerpo, como suele ocurrir en mujeres en edad reproductiva, los fitoestrógenos se enfrascan en una especie de juego de las sillas, compitiendo con los estrógenos por los receptores de las células (los receptores son estructuras que se encuentran en la superficie de las células y permiten la entrada de hormonas y otras sustancias). Inevitablemente, algunos fitoestrógenos desplazarán a los estrógenos y, al tener un efecto más débil, ayudan a reducir los efectos cancerígenos de la hormona. Por otra parte, como los niveles de estrógeno comienzan a disminuir cerca de la edad de la menopausia, los fitoestrógenos ayudan a incrementar estos niveles de manera natural. Los estudios demuestran que la combinación de una dieta rica en fitoestrógenos con suplementos y

BUENAS FUENTES DE FITOESTRÓGENOS

ISOFLAVONAS

- Leche de soja
- Judía de soja
- Tofu
- Harina de soja
- Granos de soja
- Trébol rojo
- Judías y lentejas
- Garbanzos
- Judía mungo
- Alfalfa

LIGNANOS

- Semillas de lino
- Sésamo
- Pipas de girasol
- Pipas de calabaza
- Almendras
- Vegetales de color verde y amarillo

ejercicios de relajación mejoran las funciones cognitivas, impiden la pérdida de la memoria y protegen contra enfermedades cardíacas. Los fitoestrógenos también ayudan a prevenir la osteoporosis. Un estudio realizado con 650 mujeres de edades comprendidas entre 19 y 86 años mostró que las mujeres posmenopáusicas con mayor consumo de isoflavonas poseían más densidad ósea en la columna vertebral y en las caderas que aquellas con menos consumo (después de hacer los ajustes pertinentes en factores como la edad, la estatura, el peso, el tiempo transcurrido desde la menopausia, el hábito de fumar y el consumo diario de calcio).

Para controlar los síntomas de la menopausia existen dos variantes específicas de fitoestrógenos. Estas son: las isoflavonas, presentes en los productos de soja y en el trébol rojo, y los lignanos, presentes en las semillas de lino o en la linaza. Otras fuentes de isoflavonas y lignanos se muestran en el recuadro anterior. El consumo medio de isoflavonas en la dieta tradicional japonesa oscila entre 50 y 100 mg al día, mientras que el consumo diario en Occidente es inferior a 3 mg. Es interesante mencionar que una dieta rica en isoflavonas también puede beneficiar a los hombres. Los científicos creen que los asiáticos tienen un bajo índice de mortalidad por cáncer de próstata y por enfermedades cardíacas como resultado del alto consumo de isoflavonas en su dieta.

Cómo agregar fitoestrógenos a tu dieta diaria

Para aliviar los síntomas de la menopausia, debes marcarte el objetivo de consumir 100 mg de isoflavonas al día. La mejor manera de lograrlo es consumir alimentos ricos en fitoestrógenos en pequeñas cantidades, pero con bastante frecuencia a lo largo de la jornada, ya que las isoflavonas tienden a desaparecer del cuerpo con mucha rapidez.

Los alimentos ricos en fitoestrógenos, como el yogur o la leche de soja, son ampliamente accesibles y fáciles de conseguir. La sección de las recetas, en la segunda parte del libro, incluye una gran variedad de platos deliciosos, concebidos para hacer de la soja un alimento mucho más placentero. A continuación mostramos algunos ejemplos de cómo insertar los fitoestrógenos en la dieta diaria.

- Un sándwich hecho con dos rebanadas de pan de soja y semillas de lino. Contenido en fitoestrógenos: 22 mg.
- Una tarrina de 125 g de postre de soja (soya crem). Contenido en fitoestrógenos: 20 mg.
- Un yogur de soja de 125 g. Contenido en fitoestrógenos: 10 mg.
- Un vaso de 250 ml de batido o licuado de frutas y soja. Contenido en fitoestrógenos: 20 mg.
- Un vaso de 250 ml de leche de soja. Contenido en fitoestrógenos: 20 mg.
- Cualquiera de las recetas incluidas en la segunda parte del libro que contenga 100 g de tofu. Contenido en fitoestrógenos: 25 mg.
- Una rebanada de pan de linaza y soja. Contenido en fitoestrógenos: 10 mg.
- Una barrita de semillas (véase pág. 138). Contenido en fitoestrógenos: 10 mg.
- Dos panqueques de soja (véase pág. 68). Contenido en fitoestrógenos: 10 mg.
- Un bol de Phyto Muesli (véase pág. 71) con leche de soja y semillas de lino molidas. Contenido en fitoestrógenos: 30 mg.

Recuerda que las semillas de lino se venden tanto molidas como enteras; si tienes las semillas molidas será más fácil agregarlas a los cereales, al yogur, a las sopas y a los batidos. Se cree que hay 300 veces más lignanos en las semillas de lino que en las de girasol.

Además de incluir una buena cantidad de fitoestrógenos en la dieta, es igualmente importante maximizar su absorción. El consumo de tabaco y de alcohol tiende a impedir la absorción del estrógeno y también existe evidencia documental de que un tratamiento con antibióticos puede prolongar este efecto durante varios meses. Limitar el consumo de alcohol a solo pequeñas cantidades, disminuir o abandonar por completo el hábito de fumar e ingerir suplementos probióticos después de un tratamiento con antibióticos ayudará a mejorar la absorción de los fitoestrógenos.

Aparte del consumo diario de 100 mg de fitoestrógenos, tu objetivo debe ser el de mantener una dieta saludable en general y recuperar todos los nutrientes que el tiempo y la naturaleza han eliminado, incluyendo el magnesio, el cinc, las vitaminas B y los ácidos grasos esenciales. Puedes consultar las páginas 30-31 para ver lo que se debe y no se debe hacer respecto a la dieta durante la menopausia.

La grasa, la fibra y tus hormonas

Nuestra dieta actual es muy diferente a la de nuestros ancestros de la Edad de Piedra. Hace tres millones de años, la sustancia vegetal, incluyendo las semillas duras y la fibra vegetal en forma de raíces y tallos, era el sustento de la alimentación humana, en lugar de las grandes cantidades de proteína animal que consumimos hoy. La carne que compramos ahora en la carnicería o en el supermercado también contiene mucha más grasa, especialmente grasa saturada, que la carne de los animales salvajes de la que se alimentaban nuestros antepasados. Los estudios indican que la cantidad de grasa y fibra que se consume tiene un impacto significativo en las hormonas. Si el contenido de tu dieta es rico en grasa animal pero bajo en fibra (lo cual es lo más común en Occidente), es probable que los niveles de estrógeno que circulan en tu cuerpo sean altos. Si sigues una dieta rica en fibra pero baja en grasa animal, lo más probable es que los niveles de estrógeno sean bajos, ya que la fibra acelera la velocidad a la que el estrógeno abandona el cuerpo.

Por lo tanto, puede suceder que las mujeres occidentales que hayan mantenido una dieta rica en grasa y baja en fibra tiendan a experimentar con más fuerza los síntomas de la menopausia al disminuir el estrógeno. Sus organismos están más acostumbrados a tener en circulación niveles relativamente más altos de estrógeno. Como consecuencia, no pueden tolerar la pérdida natural de esta hormona cuando alcanzan la edad de la menopausia de la misma forma en que lo hacen aquellas mujeres que han tenido menores niveles de circulación de estrógeno durante toda su vida.

En teoría, esto podría significar que hacer un cambio drástico hacia una dieta baja en grasa y alta en fibra puede agravar los síntomas por deficiencia de estrógeno, aunque es probable que el efecto se compense por el hecho de haber asumido una dieta más saludable, lo que, a su vez, tiene un efecto positivo en la función hormonal. Si decides cambiar tu dieta, hazlo gradualmente. Por ejemplo, no pases súbitamente de una dieta carnívora a una vegana.

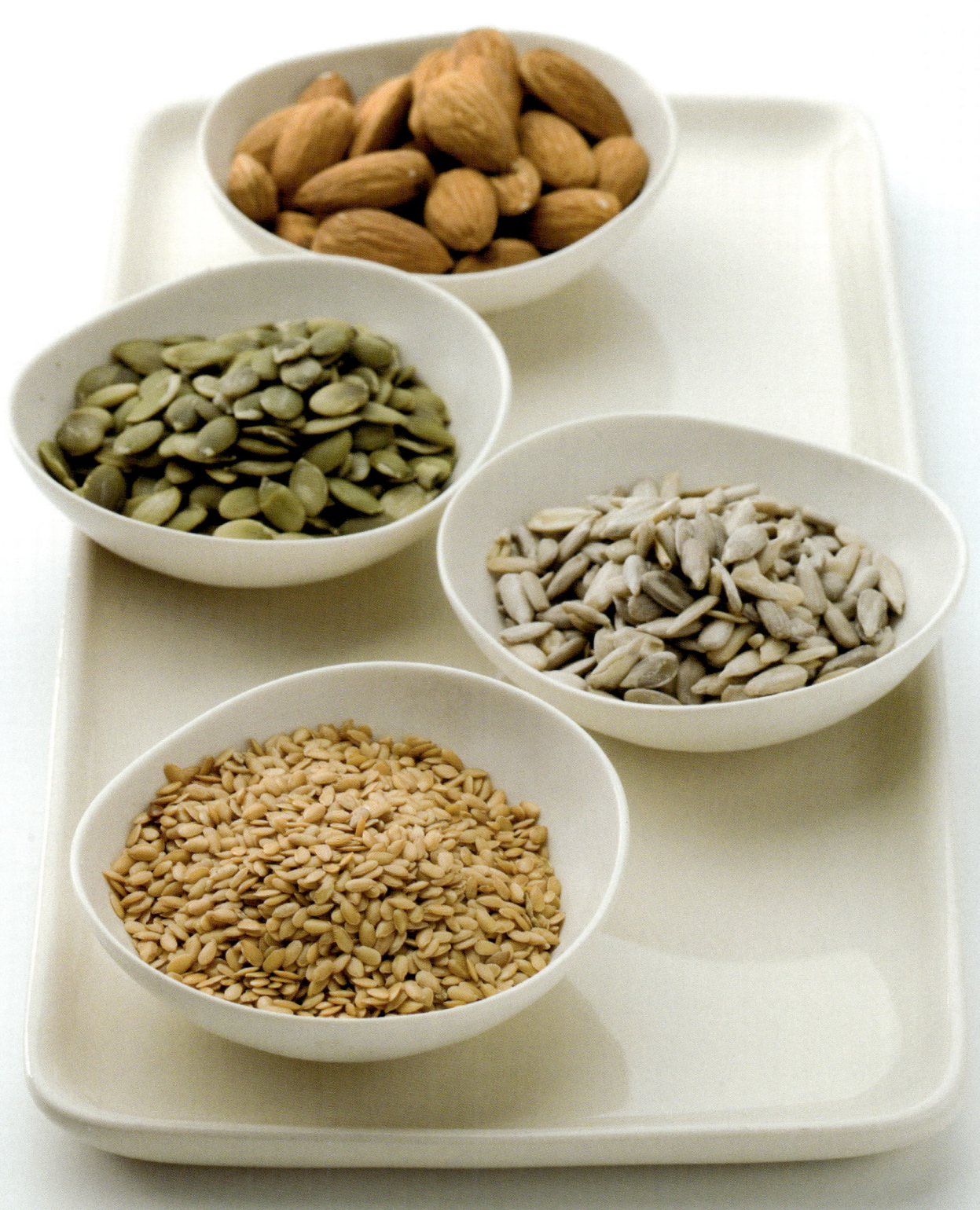

Una dieta que incluya frutos secos y semillas puede aumentar los niveles de estrógeno en la etapa de la menopausia.

NORMAS DE LA DIETA DEL PLAN NATURAL PARA LA MENOPAUSIA

PUEDES HACER

◆ Ingerir 100 mg de fitoestrógenos al día. Consume alimentos ricos en fitoestrógenos en pequeñas cantidades y varias veces a lo largo del día.

◆ Agregar dos cucharadas de semillas de lino dorado a los cereales del desayuno, al yogur o a la ensalada de fruta. Además de ser ricas en fitoestrógenos, las semillas de lino también son una buena fuente de fibra y pueden ayudar con el estreñimiento. También ayudan a prevenir ciertos tipos de cánceres que dependen del estrógeno, como el de próstata o el de ovario, y reducen la incidencia de la osteoporosis y los problemas cardíacos.

◆ Ingerir al menos cinco porciones de fruta fresca y vegetales al día, pues son fuente de potasio, magnesio y fitoestrógenos. Siempre que puedas, consume productos orgánicos o cultivados por ti misma.

◆ Ingerir alimentos ricos en calcio y magnesio, como leche, vegetales de hoja verde, frutos secos sin sal y semillas, cereales integrales y pescados con mucha espina, como las sardinas y chanquetes.

◆ Tomar una ración de productos lácteos cada día. Estos proporcionan calcio y cantidades adicionales de proteínas. Elige las variedades bajas en grasa si necesitas perder peso, pero evita la leche desnatada pues no contiene vitamina A (la semidesnatada es preferible).

◆ Beber el equivalente a ocho vasos de agua al día, incluyendo tés e infusiones. El rooibos puede prepararse con leche y es una buena alternativa al té clásico. Debes dejar que las bebidas calientes se enfríen ya que pueden provocar sofocos.

◆ Comer regularmente. Tres comidas al día garantizan los efectos de una dieta equilibrada y el flujo de energía a lo largo del día.

◆ Incluir proteínas de procedencia animal o vegetal en al menos una comida al día. Las dietas bajas en proteínas ponen en peligro el equilibrio de muchos nutrientes como el calcio, la vitamina B y el hierro.

◆ Ingerir tres raciones a la semana de pescado graso: salmón, caballa, arenque o sardina, ya que es una rica fuente de ácidos grasos omega 3 y contribuyen al bienestar de las articulaciones y las hormonas.

◆ Ingerir tentempiés nutritivos entre las comidas si se tiene hambre. Las nueces, las barritas de semillas (véase pág. 138), los frutos secos sin sal y las semillas, y la fruta fresca o seca que no haya sido bañada con dióxido de azufre son ideales.

◆ Limitar el consumo de carne roja a solo una o dos raciones a la semana. En su lugar, puedes comer pescado, carne de ave, guisantes, judías y frutos secos.

NO PUEDES HACER

- Consumir más de tres bebidas alcohólicas a la semana. El alcohol intensifica los sofocos, el insomnio y, si se consume en exceso, puede provocar deficiencias nutricionales en un momento en el que más se necesita preservar los nutrientes esenciales.

- Beber continuas tazas de café y té. La cafeína agrava los sofocos y provoca insomnio y ansiedad. En su lugar, elige las infusiones de otras plantas.

- Comer curry u otro tipo de comida muy especiada. Los condimentos picantes pueden provocar sofocos.

- Comer comida basura y azúcar, incluyendo tanto el azúcar que se añade al café o al té como dulces, bollería, panecillos, chocolate, jaleas, mermeladas, miel, helados o bebidas que contengan fosfatos, ya que pueden dificultar la absorción de los nutrientes esenciales y provocar retención de líquidos e hinchazón.

- Agregar sal a la comida, ya que la consumimos en mayor cantidad de la que necesitamos a través de otras fuentes. Evita las comidas saladas, como el arenque ahumado y el beicon. La sal provoca la retención de líquidos y estimula la pérdida de calcio a través de la orina. Usa sustitutos ricos en sales de potasio u otros saborizantes como el ajo, la cebolla, alga en polvo, hierbas frescas, sésamo en polvo u otras especias ligeras.

- Salir a hacer la compra con el estómago vacío, así no te verás tentada a llenar tu cesta de comida con alto contenido de grasa y calorías cuando, en realidad, debes evitarlas.

- Ingerir alimentos que contengan trigo o salvado a corto plazo si te sientes hinchada, tienes gases o estás estreñida.

- Ingerir comidas grasas. Reduce la ingesta de grasas a no más del 30% del consumo diario. Para la mayoría de nosotras, esto significa reducir el consumo total al menos un 25%. Evita las grasas hidrogenadas o cualquier otra cosa que no sea una pequeña cantidad de mantequilla. En su lugar, elige aceites prensados en frío, como el de girasol, sésamo, cártamo y oliva.

- Fumar, ya que empeora los sofocos y las sudoraciones y puede provocar la menopausia temprana. Si fumas, trata de regular el consumo de tabaco y redúcelo gradualmente hasta que puedas dejarlo definitivamente.

Los suplementos del plan natural para la menopausia

Por muy saludable que sea tu alimentación, a veces no es posible alcanzar el equilibrio de nutrientes deseado solo a base de la dieta. Por eso siempre recomiendo los suplementos para mejorar la salud en general. Los suplementos específicos pueden ser muy efectivos para reducir los molestos síntomas de la menopausia como los sofocos y las sudoraciones. Puedes consultar la tabla en las páginas 34 y 35 para decidir cuáles son los suplementos correctos para ti.

Probablemente ya estés familiarizada con los suplementos vitamínicos, minerales y de aceite de pescado, pero posiblemente no conozcas otros suplementos que utilizo en el plan natural para la menopausia. Entre ellos, el Femenessence, un suplemento de raíz de maca sobre el que puedes leer más detalles en la página 37, y los suplementos ricos en isoflavonas (véase más abajo). Como ya mencioné anteriormente (página 26), las isoflavonas actúan como una alternativa a la terapia hormonal sustitutiva al aumentar el nivel de estrógenos de origen vegetal. Si los síntomas de la menopausia son severos, la combinación de una dieta rica en fitoestrógenos y suplementos ricos en isoflavonas puede dar los mejores resultados en el menor tiempo. Antes de que incorporáramos los suplementos reguladores de estrógeno en nuestro plan natural para la menopausia, los sofocos se conseguían controlar en tres o cuatro meses. Una vez que incluimos estos suplementos, las mujeres llegaban maravilladas a la consulta de seguimiento —en espacio de un mes— porque los sofocos y las sudoraciones eran mucho menos intensos.

Algunas mujeres preguntan con frecuencia si necesitan seguir tomando suplementos ricos en isoflavonas de manera indefinida y la respuesta depende de la cantidad de isoflavonas que ingieran en la dieta. Si disfrutas comiendo soja y la incorporas a tu rutina alimenticia, requerirás menos suplementos de isoflavonas. No obstante, las investigaciones sugieren que es aconsejable continuar con un régimen de consumo de isoflavonas de por vida para proteger los huesos, el corazón y la función cognitiva. Existen dos tipos principales de suplementos ricos en isoflavonas.

Suplementos de trébol rojo

El trébol rojo es la fuente más abundante de isoflavonas estrogénicas. Posee hasta diez veces más cantidad de isoflavonas que la fuente más rica que le sigue: la soja. En varios estudios se ha demostrado que el trébol rojo ayuda a mejorar drásticamente las sudoraciones, los sofocos y la atrofia vaginal. No está asociado a ninguna de las complicaciones que provoca la THS, como puede ser el engrosamiento del recubrimiento uterino, los efectos adversos en el tejido de los senos o el aumento de peso. Yo recomiendo el Promensil como tratamiento de primera línea: es un suplemento estándar de trébol rojo confeccionado por Novogen. Cada tableta de 500 mg de Promensil proporciona la misma dosis de isoflavonas que una dieta vegetariana a base de legumbres (aproximadamente unos 40 mg de los cuatro tipos de isoflavonas). Tomar Promensil en forma de píldora es la única manera de garantizar que recibirás la cantidad adecuada de isoflavonas, especialmente si no digieres bien la soja.

Suplementos de fitosoja

Este es otro suplemento que recomiendo. Un ensayo clínico demostró que las cápsulas de fitosoja pueden reducir los sofocos y otros molestos síntomas como el insomnio, la ansiedad, los cambios en el estado anímico y la pérdida de la libido. Existen muchos tipos de suplementos de isoflavona de soja en el mercado, pero la calidad varía mucho. Yo recomiendo las cápsulas de Phyto Soya de Arkopharma. Es un producto estandarizado y está disponible en dos tipos de concentración (17,5 mg y 35 mg de isoflavonas por cápsula). Probablemente no necesites tomar el Promensil (trébol rojo) y los suplementos de fitosoja a la vez. Prueba con el Promensil primero (en conjunción con una dieta rica en soja) y agrega las cápsulas de fitosoja solo si los sofocos y otros síntomas continúan. Puedes tomar ambos suplementos si no toleras bien la soja en tu dieta, o si estás fuera de casa y no puedes seguir tu alimentación habitual.

Indicaciones para tomar los suplementos

- Elige suplementos estandarizados. «Estandarizado» significa que el suplemento posee el nivel de calidad farmacológico requerido y ha sido sometido a pruebas clínicas.
- Compra suplementos de una fuente acreditada y confiable. La mayoría de los suplementos que yo recomiendo están disponibles en establecimientos de alimentación natural.
- Comienza a tomar los suplementos de manera gradual. Por ejemplo, si se recomienda que tomes de dos a cuatro cápsulas diarias, empieza con una cápsula al día y ve aumentando la dosis en cuestión de una semana o dos.
- Los suplementos siempre deben tomarse después de las comidas, a menos que se especifique lo contrario.
- La mayoría de los suplementos sugeridos en las páginas 34 y 35 son compatibles con otros medicamentos, no obstante, deberías consultar a tu médico si, por ejemplo, vas a tomar la hierba de San Juan estando bajo la prescripción de otros fármacos. Asimismo, si estás tomando medicamentos prescritos por un facultativo, no reduzcas la dosis sin su consentimiento.
- De ti depende cuánto tiempo tomarás los suplementos. Puedes ir reduciendo poco a poco aquellos que consumas para tratar ciertos síntomas una vez que estos estén bajo control. Si reduces la dosis muy rápidamente y los síntomas regresan, incrementa la dosis otra vez.
- Si usas suplementos para prevenir la osteoporosis, ten en cuenta que corres más riesgo de sufrir pérdida de masa ósea durante los primeros cinco años después de la menopausia. A pesar de que esta pérdida se ralentiza en los diez años siguientes, puede, no obstante, llegar a ser significativa. Por lo tanto, si eres una candidata a sufrir osteoporosis, deberás tomar los suplementos durante algún tiempo y someterte a pruebas de densitometría ósea durante algunos años.

ELEGIR LOS SUPLEMENTOS

PROBLEMA	SUPLEMENTO, COMENTARIOS Y DOSIS
Síntomas generales de la menopausia	Toma Femenessence (raíz de maca) para mejorar tu equilibrio hormonal y aliviar los síntomas generales de la menopausia. Toma 2 cápsulas de 500 mg, 2 veces al día (por la mañana y por la noche). Ingiere también suplementos vitamínicos y minerales de buena calidad en concordancia con tu grupo de edad. Recomiendo el Fema 45+ (2 cápsulas al día) o Blackmores Proactive Multi 50+ (de 2 a 3 cápsulas diarias).
Sofocos y sudoraciones nocturnas	Toma Promensil (suplemento de trébol rojo). Una pastilla al día te proporciona unos 40 mg de isoflavonas. También debes seguir una dieta rica en fitoestrógenos. Si el Promensil no te alivia los síntomas (o si no pudieras someterte a una dieta de fitoestrógenos por alguna razón), agrega las cápsulas de Phyto Soya de Arkopharma. Puedes tomar solo las cápsulas de Phyto Soya de Arkopharma si el Promensil no te favorece. Toma 1 o 2 cápsulas de 17,5 mg de isoflavona. También puedes elegir las cápsulas de mayor concentración (35 mg) pero es mejor probar primero la dosis más pequeña. El Femenessence (apartado anterior) ha demostrado ser muy efectivo. Puedes tomar hojas de salvia para los sofocos, pero prueba con los suplementos de fitoestrógenos primero. Toma cápsulas de salvia de 300-900 mg al día.
Sequedad vaginal	Toma omega 7 (aceite de espino amarillo). Dos cápsulas, 2 veces al día. Esto puede ayudar a evitar el sangrado durante el coito, así como la sequedad vaginal. También puedes aplicarte el gel vaginal Phyto Soya de Arkopharma 2 veces a la semana antes de irte a la cama.
Falta de deseo sexual	Toma un suplemento que se llama ArginMax (una combinación de hierbas, vitaminas, minerales y el aminoácido L-arginina) para mejorar la circulación y ayudar a la excitación sexual. Ingiere 3 pastillas por la mañana y 3 por la noche. Si no puedes conseguir el ArginMax, puedes tomar cápsulas de epimedium (*horny goat weed*): 600 mg al día.

PROBLEMA	SUPLEMENTO, COMENTARIOS Y DOSIS
Falta de deseo sexual combinada con depresión	Toma 900 mg al día de hierba de San Juan. Debes tomar precauciones si estás tomando otros medicamentos y consultarlo con tu médico antes de tomar este suplemento.
Menstruaciones abundantes	Toma un suplemento de citrato de magnesio: 2 comprimidos de 150 mg diarios. También puedes tomar una pastilla de 200 mg de sulfato de hierro al día con zumo de frutas. Igualmente, el Vitex agnus-castus puede ayudar en las menstruaciones abundantes: toma 1.000 mg al día.
Menstruaciones dolorosas	Toma un suplemento de magnesio; entre 150 y 300 mg al día (los suplementos de magnesio pueden provocar deposiciones blandas, así que debes reducir la dosis si padeces este efecto secundario). Consume también un suplemento de aceite de onagra: entre 2.000 y 4.000 ui al día.
Depresión	Toma hierba de San Juan: 900 mg diarios. Recuerda las precauciones mencionadas anteriormente.
Insomnio	Ingiere comprimidos de valeriana: 600 mg antes de acostarte.
Dolores generales (especialmente en las articulaciones)	Toma cápsulas de sulfato de glucosamina y condroitina: 400 mg, 3 veces al día. Aceite de pescado de alta concentración: 750 mg, 3 veces al día. O toma cápsulas de Regenovex: 1 al día.
Piel seca	Aplícate diariamente crema facial y para el cuerpo Phyto Soya de Arkopharma.
Osteoporosis	Toma complejos vitamínicos y minerales que contengan calcio, magnesio y vitamina D (sigue las instrucciones para la dosis que aparezcan en la caja). También toma Promensil (trébol rojo): 1 pastilla al día, o Femenessence MacaPause: 2 cápsulas de 500 mg, 2 veces al día.

Las terapias del plan natural para la menopausia

Muchas terapias complementarias resultan efectivas para tratar los síntomas de la menopausia, como los sofocos y las sudoraciones nocturnas. También pueden hacerte sentir mejor en sentido general, ya que actúan como un antídoto ante el estrés y las tensiones diarias, y consiguen que recuperes el control de tu vida.

Cualquiera que sea la terapia complementaria que elijas, siempre es importante ponerse en manos de un especialista con experiencia. Las terapias alternativas reconocidas se practican en asociaciones que mantienen un registro de especialistas cualificados con los que puedes ponerte en contacto. También puedes pedir recomendaciones en las tiendas de productos naturales.

Fitoterapia

La medicina a base de plantas se ha utilizado durante miles de años para tratar las afecciones más comunes. Una encuesta hecha en el NHAS a mujeres de mediana edad arrojó que el 24% había probado tratamientos fitoterapéuticos y, de estas, el 80% los encontraban muy útiles. En la

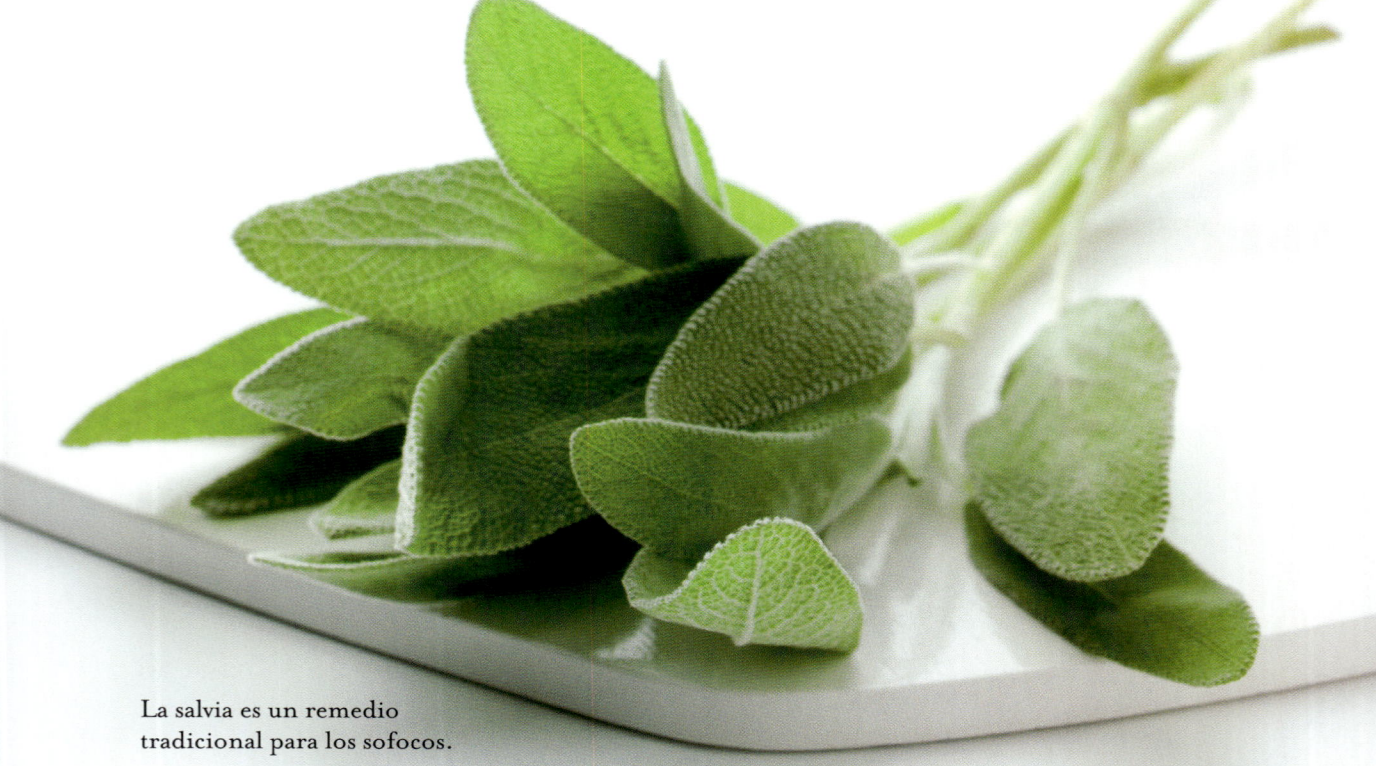

La salvia es un remedio tradicional para los sofocos.

actualidad muchos tipos de plantas se someten a estudios clínicos para examinar cómo funcionan y por qué. Las siguientes especies vegetales son las que más se utilizan y las que más éxito han tenido en el tratamiento de los síntomas de la menopausia.

Raíz de maca peruana

Este es el remedio que más empleo en el plan natural para la menopausia para tratar los síntomas generales. Recomiendo en particular el suplemento llamado Femenessence, para mí, una alternativa natural y segura a la THS. El Femenessence es el primer producto natural hecho de la raíz de maca (la maca es una planta oriunda de las tierras altas de Perú) que, según se ha demostrado en estudios científicos, incrementa los niveles de estrógeno y progesterona, las dos hormonas clave que comienzan a perderse en la perimenopausia. Las pruebas clínicas evidencian que es muy efectivo para la reducción de los síntomas en un 84%. Tras su uso, las mujeres refieren menos sofocos y sudoraciones, así como una mejoría en el sueño, la energía, el estado de ánimo y la libido. El Femenessence funciona estimulando las glándulas segregadoras de hormonas, como la pituitaria y la suprarenal. Durante este proceso también tiene un impacto positivo en los niveles de colesterol (véase pág. 47) y en los huesos. Existen dos tipos de Femenessence: uno para la mujer perimenopáusica (MacaLife) y otro para la mujer posmenopáusica (MacaPause). Dosis: dos cápsulas de 500 mg dos veces al día (mañana y noche).

Raíz de regaliz

El regaliz es el nombre con el que conocemos la *Glycyrrhiza glabra*, una planta rica en fitoestrógenos. Puede ser utilizada junto con otras hierbas para hacer infusiones. No obstante, el regaliz puede provocar la retención de sodio e incrementar el riesgo de hipertensión en algunas personas. Si te incluyes dentro de la minoría de mujeres cuyos síntomas no responden al plan natural para la menopausia después de seis meses, consulta a un herborista acerca del consumo de esta planta.

Dong quai

Conocida como *Angelica polymorphia*, esta planta contiene fitoestrógenos y en la medicina tradicional china se considera un tónico armonizador. Se ha utilizado tradicionalmente para tratar molestias como el sangrado profuso y el síndrome premenstrual (PMS). Al igual que con el regaliz, consulta a un herborista acerca de la dong quai si otros suplementos de fitoestrógenos no han funcionado para ti.

Hojas de salvia

La *Salvia officianalis* es una planta que forma parte de la familia de la menta y contiene sustancias estrogénicas que ayudan a aliviar los sofocos y las sudoraciones. Toma salvia si ya has probado el Promensil y las cápsulas de fitosoja, y los sofocos no mejoran. La dosis: entre 300 y 900 mg en cápsulas, una vez al día.

Vitex agnus castus

Las investigaciones han descubierto que esta planta alivia significativamente los síntomas del síndrome premenstrual, como la irritabilidad, los cambios en el estado anímico, los dolores de cabeza, la hinchazón de los pechos, los dolores abdominales y la depresión. También ayuda en los casos de sangrado abundante. Los resultados usualmente se aprecian después de tres ciclos. La dosis: 1.000 mg en cápsulas, una vez al día.

Epimedium

Esta planta tiene propiedades afrodisíacas que ayudan a revivir un declinante deseo sexual. Dosis: 600 mg en cápsulas, una vez al día.

Valeriana

Este es un remedio tradicional para aliviar el estrés y la tensión, a la vez que ayuda a conciliar el sueño sin provocar los desagradables efectos secundarios de las píldoras convencionales. Puede tomarse también para la ansiedad y otras molestias provocadas por el estrés, como el síndrome del intestino irritable. Dosis: 600 mg en cápsulas por la noche.

Panax ginseng

Moderadamente útil para controlar los sofocos, especialmente si se toma junto con vitamina E natural. Consulta a un herborista antes de tomarlo si otros suplementos de fitoestrógenos no han resultado efectivos.

Hierba de San Juan

También conocida como hipérico, esta hierba se ha empleado en el tratamiento contra la depresión desde hace muchos años. Se cree que es más efectiva para tratar casos de depresión moderada y tiene menos efectos secundarios que los antidepresivos convencionales. Puede también aumentar la libido. Si estás tomando otros medicamentos, consulta primero con tu médico antes de empezar a consumirla. Dosis: 900 mg en cápsulas, una vez al día.

Cimicífuga racemosa

El suplemento a base de esta planta ha sido muy prometedor para la reducción de los sofocos y las sudoraciones. No obstante, no es conveniente para mujeres con historia familiar de cáncer de mama y su efecto sobre el hígado fue objeto de debate en el pasado. Por estas razones tiendo a no recomendarlo como tratamiento de primera línea. Sin embargo, si alguno de los tratamientos que sí recomiendo no tienen el efecto deseado, puedes consultar a un herborista.

Homeopatía

La palabra homeopatía viene del griego *homoeo* («similar») y *pathos* («sufrimiento») y es un tratamiento que reproduce los mismos síntomas que padeces para estimular al organismo a combatirlos. Las dosis son muy pequeñas y a menudo solo contienen la energía o «espíritu» de la medicina original. Varios estudios sugieren que la homeopatía puede ayudar a las mujeres a combatir los síntomas de la menopausia, como los sofocos, la fatiga y las perturbaciones anímicas. No obstante, es necesario que se continúe investigando para poder establecer los beneficios de la terapia homeopática.

La sepia y el sulfur son dos de los muchos remedios que se prescriben para el tratamiento de los sofocos y las sudoraciones. Prueba cualquiera de estos dos remedios (sigue las indicaciones incluidas en el envase para la dosis); se encuentran disponibles en las tiendas de productos naturales y en muchas farmacias.

También existe una amplia variedad de remedios homeopáticos para la mala memoria, la depresión, el insomnio, los ataques de ansiedad, los dolores de cabeza y la confusión. Consulta con un homeópata acerca de los remedios confeccionados específicamente para tus necesidades individuales.

Acupuntura y acupresión

Muchos de los problemas que se manifiestan durante la menopausia pueden ser tratados con acupuntura. Este tratamiento utiliza finas agujas que se insertan en puntos específicos del cuerpo, conocidos como meridianos, para desbloquear los canales de energía. No es raro que la energía del cuerpo se bloquee, lo cual da lugar a que se produzcan una serie de síntomas que van desde la irritabilidad hasta el insomnio y los dolores de cabeza. La acupresión o digitopuntura, que consiste en aplicar presión con la punta de los dedos en ciertos puntos, también puede ser una buena herramienta de autoayuda.

Osteopatía craneal

La osteopatía craneal consiste en la manipulación suave de los tejidos blandos del cuerpo. Puede ayudar a solucionar problemas crónicos de espalda, cabeza y cuello, y ha demostrado ser muy efectiva en la reducción de los sofocos. El tratamiento para mujeres que sufren los síntomas de la menopausia está encaminado fundamentalmente a mejorar las funciones de la glándula

TRATA DE RELAJARTE...

Si sufres sofocos frecuentes o te sientes ansiosa y estresada, puedes probar este simple ejercicio de relajación una vez al día. El ejercicio ayuda a liberar la tensión muscular y te hará sentir bien rápidamente.

1 Usa ropa holgada y busca un lugar cálido y tranquilo donde no te interrumpan. Pon algo de música relajante que te ayude a distenderte y gradúa la luz de forma que no sea muy intensa. Acuéstate en el suelo y pon una almohada bajo tu cabeza. En lugar de concentrarte en el mundo exterior centra tu atención en tu cuerpo y sé consciente de cualquier tensión.

2 Relaja brazos, hombros y mandíbula. Respira profunda y lentamente.

3 Concéntrate en tensar los músculos y luego relajarlos, comenzando con los pies y subiendo gradualmente a las piernas, el torso, los brazos. Termina con el cuello, la cabeza y la cara. Cuando todo tu cuerpo se sienta relajado, quédate acostada 15 minutos.

4 De manera gradual, vuelve en ti. Gira hacia un costado, siéntate despacio y bebe un vaso de agua.

pituitaria. Esta glándula, que se encuentra en la base del cerebro, equilibra las funciones de las glándulas adrenales y, consecuentemente, las funciones principales del cuerpo.

Terapias de relajación

El estrés puede tener un efecto negativo en la salud y en el bienestar general y, más específicamente, puede exacerbar los síntomas de la menopausia. Si dedicas un tiempo cada día a relajarte y a recargar las baterías, sus efectos pueden ser en extremo beneficiosos. Los estudios demuestran que entre 15 y 20 minutos de relajación pueden reducir los sofocos en un 60%. Debido al ritmo acelerado de nuestras vidas y lo difícil que resulta en ocasiones tomarnos algo de tiempo libre, a veces no es fácil lograr la relajación. Por eso es importante explorar las terapias formales. Las siguientes cuatro terapias son especialmente relajantes.

Visualización creativa

Además de ser una práctica relajante, la visualización creativa puede ayudarte a pensar de manera más positiva acerca de tu persona. Al crear una imagen mental tuya en un ambiente agradable, o imaginarte a ti misma satisfecha, segura y optimista, puedes llegar a ser más feliz y positiva. Dedica cinco o diez minutos cada día a visualizarte de la manera en que te gustaría verte. Los expertos creen que el mejor momento para hacer esto es a primera hora de la

IMAGÍNATE QUE ESTÁS EN UN LUGAR HERMOSO

Este ejercicio de visualización creativa es una manera agradable de lograr la relajación, y es ideal si no tienes tiempo para apuntarte a una clase de yoga o de Pilates. La visualización creativa requiere mucha práctica y es posible que tengas que desarrollar algunas destrezas antes de comenzar a percibir sus beneficios. Si tu mente está muy ocupada, trata de despejarla tomando nota de tus sentimientos.

1 Ponte ropa holgada y busca un lugar cálido y tranquilo donde no te interrumpan. Acuéstate en el suelo y pon una almohada bajo tu cabeza.

2 Flexiona las rodillas manteniendo la planta de los pies apoyada en el suelo. Cierra los ojos y mantén la respiración lenta y a ritmo constante. Relaja la cara, los dedos de las manos, los brazos, las piernas y los dedos de los pies.

3 Comienza a visualizarte en un lugar hermoso, cualquier lugar, desde un bote en un mar tranquilo hasta un jardín lleno de flores. Mantén tu atención centrada en tu fantasía el mayor tiempo que puedas. Dale vida imaginando los olores, los sonidos y las visiones que presencies. Trata de que sea lo más detallado posible. Después de 15 o 20 minutos, regresa a la realidad, gírate sobre un costado antes de incorporarte.

mañana o a última hora de la noche, de manera que puedas comenzar o concluir el día con la imagen de que estás en buena forma física y mental, y que te suceden cosas positivas. Recrea una imagen mental divirtiéndote con tu pareja o con alguna amiga, o comenzando una nueva relación. O quizá tus fantasías se centren en tener éxito en tu trabajo y en que se cumpla alguna ambición que has tenido toda la vida.

Sea lo que sea en lo que decidas poner tu atención, haz que las imágenes en tu mente sean muy realistas, hasta el punto de sentir que estás experimentando la situación real. Puede requerir algo de práctica, pero una vez que aprendas a hacerlo será como ver una película. Recuerda que a menos que tú misma tengas pensamientos positivos acerca de tu persona, no lograrás que los demás reaccionen de manera positiva hacia ti. La visualización es una habilidad que se adquiere con el tiempo, así que si tu mente se distrae, insiste en mantenerte concentrada; al final lo lograrás. No tienes nada que perder y es una práctica positiva para comenzar y terminar el día. Ahora puedes empezar con el ejercicio que describimos en el recuadro anterior.

Relajación asistida

Cuando te sientas ansiosa y cansada, una buena siesta puede ayudarte mucho (véase pág. 158), o escuchar la grabación de una relajación asistida. Esto último te conducirá paso a paso a través de técnicas específicas que dirigirán tu atención hacia el interior y te ayudará a alcanzar la relajación completa de tu cuerpo. Puedes probar con la meditación asistida de mi DVD *Get Fit for Midlife* (véase pág. 158) antes de acostarte.

Yoga

El yoga es un práctica milenaria. Trabaja con el principio de que la mente, el cuerpo y el alma necesitan encontrarse en perfecta armonía para mantener la salud óptima. Para ayudarte a alcanzar esto, el yoga emplea las asanas (posturas que relajan los músculos) y el pranayama (técnicas que mejoran el flujo de oxígeno y ayudan a regular la respiración). La meditación a través del yoga y los ejercicios de relajación ayudan a acallar la mente. Asiste a clases de yoga para aprender las posturas básicas y luego practícalas en casa con regularidad.

Pilates

El método Pilates es una terapia de relajación más reciente que también ejercita el cuerpo. Desarrollado en la década de 1920, esta combinación de filosofías orientales y occidentales enseña técnicas de respiración con movimiento, mecánica corporal, equilibrio, coordinación, posicionamiento del cuerpo, orientación espacial, fuerza y flexibilidad. Al igual que con el yoga, primero debes tomar algunas clases para aprender los ejercicios antes de practicarlos en casa.

Fortalece tus huesos

Después de la menopausia, las mujeres se vuelven más vulnerables a la osteoporosis, una condición en la que los huesos se tornan quebradizos e incapaces de absorber ciertos impactos. Al final, los huesos se debilitan tanto que incluso un golpe pequeño o una caída pueden provocar una fractura.

Os preguntaréis entonces, ¿qué causa la osteoporosis? Puede que no veas a tus huesos como un tejido vivo, pero lo cierto es que atraviesan por un constante proceso de renovación a lo largo de nuestras vidas. Hasta los 35 años renovamos tanta materia ósea como la que perdemos, manteniendo la balanza en equilibrio. Pero a partir de ahí la tendencia es perder cerca de un 1% al año hasta que alcanzamos la edad de la menopausia. A partir de ese momento, la pérdida de masa ósea se acelera a más de un 2 o 3% anual por espacio de hasta diez años.

En parte, esto se debe al descenso en los niveles de estrógeno, ya que una de las funciones más importantes de esta hormona es la de mantener la densidad ósea. Pero la genética y el estilo de vida también son factores que influyen. Los expertos creen que el nivel de masa ósea que vas perdiendo durante tu vida se debe, en un 70%, a factores genéticos, y en un 30% está asociado al estilo de vida que hayas mantenido, como la dieta, la práctica de ejercicio físico y la cantidad de alcohol y tabaco que hayas consumido. Si aprendes a satisfacer tus necesidades en la mediana edad, estimularás la renovación natural de la materia ósea.

Evalúa tu riesgo

Responde «sí» o «no» a las siguientes preguntas:

- Durante tu infancia y adolescencia, ¿tuviste una dieta baja en calcio (especialmente productos lácteos)?
- ¿Consumes regularmente carne roja en lugar de incluir fuentes de proteínas vegetales en tu dieta?
- ¿Experimentaste una menopausia temprana de manera espontánea o después de una cirugía?
- ¿Tienes algún historial de tiroides u otros problemas hormonales?
- ¿Has sufrido de bajo peso corporal o de algún trastorno alimentario como anorexia o bulimia?
- ¿Has sido siempre de complexión física pequeña?
- ¿Fumas 10 o más cigarrillos al día?
- ¿Ha habido momentos en tu vida que hayas ingerido con regularidad alcohol en exceso (más del equivalente a 14 copas de vino a la semana)?
- ¿Practicas ejercicios con pesas solo raras veces?
- ¿Tienes una vida sedentaria?
- Has tenido períodos de excesiva actividad física en tu vida, por ejemplo, como atleta o bailarina?
- ¿Has tomado esteroides por períodos extensos?
- ¿Has sufrido más de una fractura desde la menopausia?
- ¿Tienes algún familiar cercano que sufra osteoporosis?

- ¿Has padecido alguna enfermedad crónica que haya afectado la digestión o las funciones de los riñones o el hígado?
- ¿En algún momento dejaste de tener la regla, especialmente cuando eras joven?

Si tu respuesta es «sí» a solo una de las preguntas anteriores corres un riesgo superior a la media de sufrir osteoporosis. Si has respondido «sí» a más de dos preguntas, debes comenzar a aplicar las medidas preventivas que se dan a continuación tan pronto como sea posible.

Ingiere alimentos que preserven la salud de tus huesos

Una dieta rica en calcio ayuda a preservar tu masa ósea, pero no es el único factor. El magnesio, el fósforo, el boro y las vitaminas C y D también son importantes. En especial el magnesio ayuda al cuerpo a absorber y a utilizar el calcio. Es vital lograr un equilibrio saludable entre estos dos minerales.

Incluye productos lácteos en tu dieta diaria, son buenas fuentes de calcio. Pero también come muchas verduras, como el berro, la col rizada, el brócoli o el repollo, porque estos vegetales proporcionan el equilibrio perfecto de calcio y magnesio. Los frutos secos y las semillas también juegan un papel importante para equilibrar estos dos minerales.

La vitamina D también participa en la absorción del calcio. El efecto de los rayos solares en tu piel suministra la fuente principal. Durante el verano, exhibe tu cara y brazos al sol, sin protección solar, de 8 a 12 minutos si tu piel es de tono claro, o durante 45 minutos si tu piel es de tono oscuro. Si pasas más tiempo bajo el sol, aplícate crema con un factor de protección solar

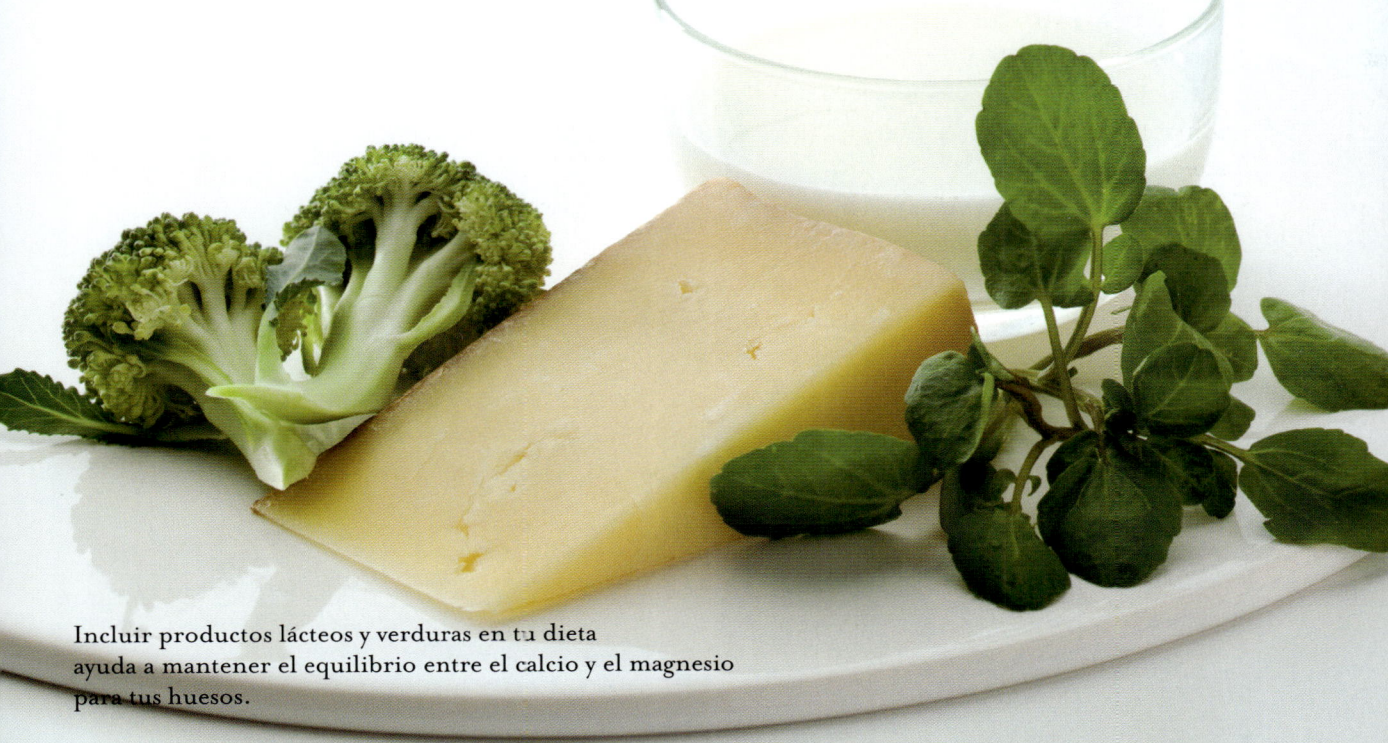

Incluir productos lácteos y verduras en tu dieta ayuda a mantener el equilibrio entre el calcio y el magnesio para tus huesos.

(FPS) de, como mínimo, 15. La vitamina D puede encontrarse en pequeñas concentraciones en algunos alimentos, como la clara de huevo y los pescados azules.

Las investigaciones sugieren que los alimentos ricos en ácidos grasos esenciales omega 3 y omega 6 ayudan igualmente a la absorción del calcio. El omega 3 se encuentra en los suplementos de aceite de pescado y en los pescados azules, como el salmón, la caballa, el arenque y las sardinas, y en algunos aceites de cocina, como el aceite de semilla de colza y de lino. Las fuentes de omega 6 pueden encontrarse en los aceites de semilla de girasol y de maíz, en las almendras, las verduras, las semillas de lino y en los cereales integrales.

Asegúrate de que tu dieta incluya muchos fitoestrógenos de origen vegetal (véase pág. 26). Las mejores fuentes se encuentran en las judías de soja, los productos de soja, como el tofu y la leche de soja, en las semillas de lino y, en menor grado, en las lentejas, en los garbanzos y en las judías mungo. El Femenessence (la raíz de maca; véase pág. 37) también ha demostrado tener propiedades regenerativas del tejido óseo.

Limita o evita el consumo de ciertos alimentos

Hay alimentos que debes limitar en tu dieta. Por ejemplo, trata de no ingerir mucha proteína animal, sal o cafeína, ya que consumirlas en exceso puede reducir la habilidad de tu cuerpo para absorber y retener el calcio. Igualmente, se piensa que el consumo excesivo de alcohol interfiere con el metabolismo del calcio y afecta las células que forman los huesos, lo cual acaba en la pérdida de la densidad ósea.

Haz ejercicios de soporte de peso

El ejercicio juega un papel de vital importancia para mantener los huesos saludables. Las actividades de alto impacto son las más beneficiosas. Correr, caminar vigorosamente y levantar pesas son muy buenas opciones. Puedes levantar pesas en un gimnasio utilizando las máquinas o en casa con pesos libres.

Conforme vas envejeciendo, otras actividades alternativas pueden ser el golf, la jardinería y la danza. El yoga y el Pilates son también buenos ejercicios de soporte de peso. Con repetida frecuencia vemos cómo se genera nuevo material óseo en pacientes que no están bajo la THS, pero se necesitan varios años para apreciar la diferencia en una prueba de densitometría ósea. Hace nueve años, mi propia masa ósea tenía las medidas promedio propias de mi edad, lo cual me impactó pues esperaba que fueran más altas. Cinco años más tarde, después de practicar ejercicios de soporte de peso de forma regular durante más de cuatro años, me sometí a otra prueba de densitometría ósea y me quedé encantada al descubrir que mi masa estaba un 17% por encima de la media.

El objetivo debe ser entre 30 y 45 minutos de ejercicio moderado, al menos cuatro o cinco veces a la semana. Incrementa la intensidad de forma gradual. Comienza con los ejercicios de fortalecimiento que aparecen en el recuadro siguiente. Hazlos diariamente o, al menos, cinco días a la semana, ya que van dirigidos a aquellas estructuras clave del cuerpo que pueden fracturarse con facilidad.

EJERCICIOS PARA AUMENTAR LA MASA ÓSEA

Parte superior de la columna vertebral

1 Acuéstate en el suelo o sobre la cama. Presiona tu cabeza hacia abajo, empuja y cuenta hasta cinco. Regresa a la posición anterior, relájate y repítelo. No aguantes la respiración (contar en voz alta puede evitar que lo hagas), ya que te puede subir la presión arterial.

2 Luego, acuéstate boca abajo, preferiblemente sobre una superficie dura. Aprieta los omoplatos y luego trata de levantar la cabeza y los hombros, rectos y a poca distancia del suelo. Regresa a la posición anterior y repítelo unas cuantas veces más. Incrementa gradualmente el número de repeticiones. No dobles el cuello hacia atrás; continúa mirando hacia el suelo de forma que tu columna permanezca en línea recta.

3 Adopta la posición de sentado. Junta tus omoplatos y mantén la postura durante un breve período de tiempo. Haz diez repeticiones.

Caderas

1 De pie sobre una sola pierna, eleva la otra hacia el lado de manera lenta, suave y controlada. Descansa los dos pies en el suelo. Repítelo de 10 a 15 veces, luego cambia la pierna.

2 Asegúrate de mantener una postura erguida durante todo el movimiento y no permitas que la cadera de apoyo se mueva hacia el lado para compensar. El ejercicio también puede hacerse acostada sobre un costado, con la pierna superior moviéndose en el plano vertical.

3 Alternativamente, acuéstate boca arriba con las rodillas flexionadas e introduce las piernas entre las patas de una silla. Trata de separar las rodillas y las piernas (las patas de la silla lo impedirán). Cuenta hasta cinco, luego regresa a la posición anterior y relájate. Recuerda no aguantar la respiración.

Tobillos

1 Ponte de pie, erguida. Suavemente, inclínate hacia delante, apóyate sobre una silla o banco y eleva los talones.

2 Asegúrate de que los tobillos no se muevan hacia el exterior y de mantener todo el peso sobre los dedos gordos de los pies.

Muñecas

1 Colócate frente a la pared a la distancia de tus brazos, con las palmas de las manos apoyadas en ella, a la altura y anchura de los hombros.

2 Lentamente, flexiona los codos, acercando tu cara a la pared y volviendo a la posición inicial (como si estuvieras haciendo flexiones en la pared). Haz de 10 a 15 repeticiones.

3 Cuando ganes más destreza puedes hacer este ejercicio apoyando las manos y las rodillas en el suelo. En esta posición debes bajar tu cuerpo gradualmente hacia el suelo, manteniendo la espalda recta.

Fortalece tu corazón

Puedes pensar que las enfermedades cardíacas son un problema predominantemente masculino, porque el riesgo de padecerlas antes de la menopausia es menor en las mujeres que en los hombres del mismo grupo de edad (el estrógeno te protege). No obstante, después de la menopausia, el riesgo de sufrir aterosclerosis (endurecimiento de las arterias), hipertensión, angina, infartos y derrames es igual que el de los hombres. El 30% de las mujeres posmenopáusicas padecerán algún trastorno cardíaco.

Todo indica que la menopausia altera la concentración de grasas en la sangre que determina el nivel de colesterol. El colesterol consta de dos componentes: la lipoproteína de alta densidad (HDL, por sus siglas en inglés), que tiene efectos beneficiosos y limpiadores, y la lipoproteína de baja densidad (LDL), que favorece que los depósitos de grasas y minerales, conocidos como placa, se acumulen en las paredes de las arterias, estrechándolas y atascándolas.

Como consecuencia directa de la deficiencia de estrógeno, el colesterol LDL en mujeres posmenopáusicas tiende a aumentar, mientras que el HDL tiende a disminuir. La concentración elevada de LDL y el nivel total de colesterol están vinculados directamente con un mayor riesgo de sufrir derrames cerebrales, ataques de corazón y muerte.

La buena noticia es que las enfermedades cardíacas son evitables: existen muchas medidas preventivas que puedes seguir. Según un estudio realizado en 1990 por la Universidad de California, la dieta puede ser tan efectiva para combatir la aterosclerosis como la cirugía o los medicamentos. Un grupo de personas que tenían las arterias seriamente bloqueadas se sometieron a un régimen alimenticio vegetariano de bajo contenido en grasa y a un programa de ejercicios y meditación. Tras el estudio se vio que sus arterias estaban libres de placa.

Evalúa tu riesgo

Responde «sí» o «no» a estas preguntas:
- ¿Fumas?
- ¿Haces ejercicio menos de 3 o 4 veces a la semana?
- ¿Ingieres alimentos de alto contenido graso, como hamburguesas y carne roja?
- ¿Tienes sobrepeso?
- ¿Eres hipertensa?
- ¿Tienes el colesterol alto?
- ¿Bebes más de 14 unidades de alcohol a la semana?
- ¿Comes pescado, especialmente pescado azul, menos de dos veces a la semana?
- ¿Comes menos de cinco raciones de fruta y vegetales al día?

Si has respondido «sí» a más de tres preguntas, trata de implementar los cambios que propongo en las siguientes páginas.

Sigue una dieta saludable para el corazón

Se sabe desde hace años que las grasas saturadas que se encuentran principalmente en la proteína animal, como la carne, los productos lácteos y los huevos, favorecen la aterosclerosis, por lo tanto deberías reducir el consumo de alimentos con alto contenido en grasa, como las hamburguesas, las salchichas y los embutidos.

Esto no quiere decir que debas renunciar por completo a la grasa. Las grasas monoinsaturadas, presentes en el aceite de oliva y en el de colza, y los ácidos poliinsaturados, obtenidos de una gran variedad de plantas, de las semillas de lino, del aceite de pescado y del aceite de linaza (presión en frío), pueden inclinar la balanza a favor del colesterol HDL o colesterol bueno (aunque el grado de protección que proporcionan estos aceites «saludables» aún es objeto de debate). Incluye en tu dieta pescado graso, como salmón, caballa, arenque y sardina, al menos dos veces a la semana. Los ácidos grasos omega 3 de estos pescados brindan protección contra las enfermedades cardíacas y circulatorias. Como parte de un estilo de vida saludable para el corazón debes consumir al menos cinco raciones de fruta y vegetales todos los días. Añádele trozos de fruta a los cereales del desayuno y toma fruta y verdura a lo largo del día porque, además de ayudar a prevenir enfermedades del corazón, te ayudan a controlar tu peso: la fruta y los vegetales llenan mucho pero son relativamente bajos en calorías.

Investigaciones realizadas en las últimas décadas revelan que la incorporación de soja en la dieta ayuda a protegerse contra las enfermedades cardíacas porque reduce los niveles de colesterol. En la década de 1960 se descubrió casi por accidente que las proteínas de soja tenían un efecto reductor del colesterol. Los científicos, que investigaban si la soja podía convertirse en una fuente de proteína alternativa a la carne, se percataron de una notable reducción en los niveles de colesterol en personas que consumían abundantes productos derivados de la soja.

En 1999, la Agencia para el Control de Alimentos y Medicamentos de Estados Unidos (FDA, por sus siglas en inglés) reconoció formalmente el papel que desempeña la proteína de soja en la disminución del riesgo de padecer enfermedades coronarias. La misma aprobación fue concedida por las autoridades del Reino Unido. Esto significa que, en las etiquetas de los envases de los productos que contengan al menos 6,25 mg de proteína de soja por unidad, se puede afirmar que pueden reducir el riesgo de padecer una enfermedad cardíaca si se consumen como parte de una dieta baja en grasa y en colesterol. Para aumentar la ingesta de productos de soja, intenta beber leche de soja diariamente y prueba las deliciosas recetas de la segunda parte de este libro (pág. 62).

Además de seguir una dieta saludable para el corazón, puedes tomar el suplemento Femenessence que, como he descrito antes, se obtiene a partir de la raíz de maca (véase pág. 37). Aparte de estimular las glándulas segregadoras de hormonas en el cuerpo (y consecuentemente reduciendo los síntomas de la menopausia), el Femenessence también disminuye los niveles de colesterol LDL e incrementa los niveles de colesterol HDL.

Evita los alimentos que pueden dañar tu corazón

Además de reducir el consumo de grasas saturadas, es igualmente importante asegurarnos de no consumir más de una cucharadita (o 6 g) de sal al día. Existe una bien documentada conexión entre el alto consumo de sal y la hipertensión (lo que, a su vez, es un riesgo para la aparición de enfermedades cardíacas). Para reducir el consumo de sal debes evitar añadirla a las comidas, tanto mientras las preparas como una vez puestas en la mesa. Asimismo, debes estar atenta a la sal escondida en algunos alimentos, como en los paquetes de sopas y salsas, judías y vegetales en conserva, pizzas y cualquier otro tipo de comida precocinada. Incluso algunos cereales para desayunar contienen sal, por lo que debes hacerte con el hábito de leer las etiquetas que describen el contenido, y verificar la cantidad de sal del producto antes de comprarlo.

Limita la cantidad de alcohol: beber más de los límites recomendables puede provocar hipertensión y, debido a que el alcohol es alto en calorías, puede igualmente provocar aumento de peso; la obesidad es otro factor de riesgo para las enfermedades coronarias.

Haz ejercicio aeróbico con regularidad

El ejercicio aeróbico (caminar, nadar, montar en bicicleta…), practicado al menos cinco días a la semana, ayuda a mantener el corazón y la circulación en buena forma. Intenta hacer 30 minutos seguidos pero, si lo prefieres, puedes dividirlos en dos tandas de 15 minutos.

Esfuérzate lo suficiente como para calentar y llegar a un punto en que te sientas ligeramente agitada, pero en el que todavía seas capaz de mantener una conversación. Si estás en baja forma, comienza suavemente haciendo caminatas regularmente, y después intensifica la actividad de forma gradual hasta un nivel en el que te sientas cómoda. Si no estás acostumbrada a hacer ejercicio, busca la manera de aumentar el grado de actividad física diaria comenzando con:

- Dejar el coche en casa y caminar hasta el supermercado o el trabajo.
- Caminar por espacio de 20 minutos después de comer.
- Escuchar tu música favorita y bailar.
- Usar las escaleras en lugar del ascensor.
- Subir caminando las escaleras mecánicas.
- Cuando estés en casa, vuélvete más activa en las labores domésticas y en el jardín: pasar la aspiradora, barrer, rastrillar las hojas, cortar el césped y lavar el coche. Todas estas actividades se sumarán al tiempo que permaneces activa físicamente durante el día.
- Disfruta de las actividades al aire libre durante el fin de semana: ve a la playa o al campo y camina, nada o monta en bicicleta.

Deja de fumar

Dejar de fumar es vital para el bien de tu corazón. Las arterias dañadas por el humo del tabaco atraen a los depósitos de grasa, lo que restringe el flujo de sangre al corazón. Fumar también hace que la sangre se espese y que sea más fácil que se formen coágulos que pueden bloquear las arterias y provocar un ataque al corazón.

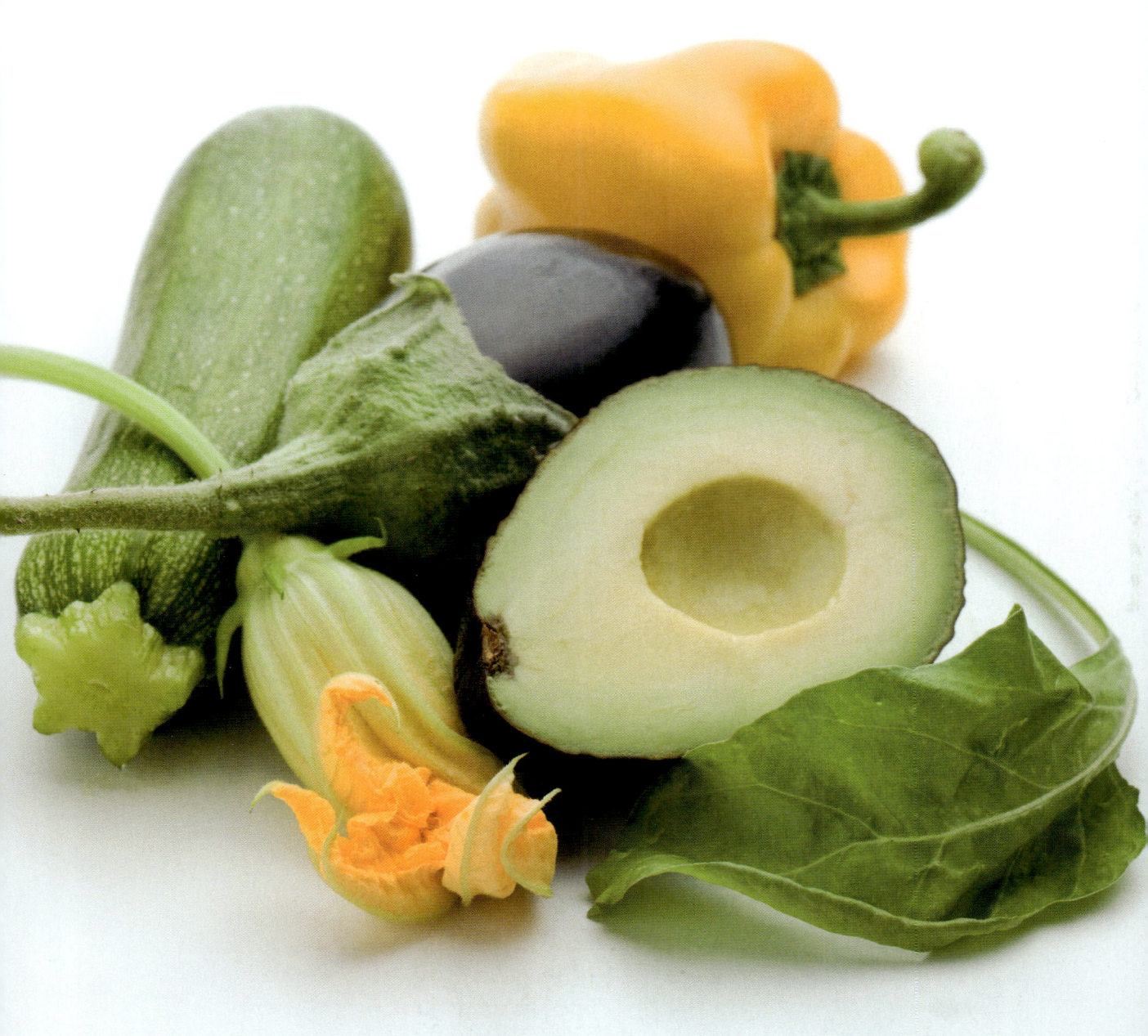

Comer vegetales frescos y variados todos los días
ayuda a proteger tu corazón y los vasos sanguíneos.

Mantente activa físicamente

El ejercicio se vuelve cada vez más importante conforme te haces mayor porque tu metabolismo (el ritmo al que tu cuerpo quema calorías) tiende a ralentizarse. Hacer ejercicio te ayuda a mantener un peso saludable de diversas maneras. En primer lugar, quemas calorías mientras lo practicas, y también puede aumentar tu ritmo metabólico en las siguientes 24 horas. En segundo lugar, el ejercicio regular, especialmente si es de fuerza o resistencia, aumenta la masa muscular. Mientras más grande sea la masa muscular, más alto será tu ritmo metabólico y más calorías quemarás.

El ejercicio físico tiene igualmente otros beneficios. Mejora la salud del corazón, la circulación y los huesos, y reduce la tensión arterial y el riesgo de padecer diabetes. Después de doce semanas de poner en práctica un programa de ejercicio, te sentirás con más energía, podrás sobrellevar el estrés más fácilmente, dormirás mejor, tu cuerpo combatirá las infecciones con más efectividad, tendrás más rapidez de reacción, mejorarás la coordinación y te sentirás mejor en todos los sentidos.

Evalúa tu estado físico

Responde «sí» o «no» a las siguientes preguntas:

- ¿Haces ejercicio?
- ¿En la actualidad practicas ejercicio ocasionalmente?
- ¿Haces ejercicio más de tres veces a la semana durante más de 30 minutos cada vez?
- ¿Necesitas hacer mucho ejercicio para sentirte sin aliento?
- ¿Puedes subir y bajar escaleras corriendo sin jadear?

Si tu respuesta es «no» a más de dos preguntas, sigue las recomendaciones que vienen a continuación para hacerte más activa.

¿Qué tipo de ejercicio?

El propósito será aumentar los niveles de actividad de manera gradual. Si tienes sobrepeso, o no has hecho ejercicio en mucho tiempo, puedes probar las indicaciones de la página 48. O elige hacer algo con lo que disfrutes. Si te gusta caminar en la cinta del gimnasio o correr por el campo, ese es un buen punto de partida. En la medida en que comiences a sentirte en forma podrás asumir ejercicios más intensos. Piensa en las cosas que te gustaban cuando eras joven, por ejemplo, jugar al tenis, nadar o bailar. Otras buenas opciones son correr, montar en bicicleta, utilizar los aparatos cardiovasculares en el gimnasio, jugar al pádel, al bádminton o saltar a la comba.

Si te gusta hacer ejercicio con otras personas, prueba a inscribirte en alguna clase de aeróbic o de baile, o sal a correr con alguna amiga. O utiliza la hora de comer para hacer ejercicio con tus colegas. Si te gusta hacer ejercicio sola, escoge algún buen DVD para hacer ejercicios en casa o, sencillamente, baila al ritmo de tu música favorita. Siempre es buena idea variar el tipo de ejercicio que haces cada día de la semana para poder enfocar la actividad sobre diferentes partes del cuerpo y evitar que se vuelva una actividad aburrida.

¿Cuánto ejercicio y con qué frecuencia?

Comienza tu programa de ejercicios suavemente, de lo contrario corres el riesgo ce lesionarte, sobre todo si no estás acostumbrada. El consenso general es que las mujeres que entran en la etapa de la menopausia deben hacer ejercicio físico de manera regular entre cuatro y cinco días a la semana, de 30 a 60 minutos en cada sesión (siempre que no padezcan enfermedades cardiovasculares). Si prefieres hacer los ejercicios en pequeñas tandas de 10 o 15 minutos, varias veces al día, también es aceptable. Incrementa la intensidad del ejercicio de forma gradual, por espacio de, al menos, tres meses. Asegúrate de no hacer ejercicio de manera desmedida ya que esto puede poner en peligro tus huesos y articulaciones.

Haz ejercicio de manera segura

Si no has practicado ningún tipo de deporte en mucho tiempo, consulta primero con el médico antes de empezar. Esto también se aplica si padeces alguna enfermedad cardíaca o hipertensión, si tienes problemas en las articulaciones o en la espalda, si tienes sobrepeso, una enfermedad seria o estás convaleciente. Si todo está bien, asegúrate de seguir las siguientes indicaciones:

- Antes de empezar cualquier ejercicio en casa o en el jardín, verifica que el lugar es seguro y que la superficie no es resbaladiza o no está mojada.
- Asegúrate de estar lo suficientemente abrigada: ponte capas de ropa que puedas ir quitándote mientras calientas.
- Asegúrate de que el equipo que utilizas es capaz de soportar tu peso.
- No hagas ejercicio a menos que haya transcurrido una hora después de las comidas y cerciórate de beber mucha agua para evitar la deshidratación.
- Recuerda hacer ejercicios de calentamiento. Estos ejercicios contribuirán a animarte y también estimularán el flujo de sangre a los músculos, proporcionando oxígeno para incentivar la actividad física. Debes mover las articulaciones al máximo de su capacidad para hacerlas entrar en calor y estirar suavemente los músculos que vayas a emplear. Mantén el estiramiento durante seis u ocho segundos y evita dar botes. Caminar, trotar en el lugar, montar en bicicleta o cualquier otra actividad que utiliza buenos grupos de músculos son excelentes ejercicios para el calentamiento.
- Recuerda disminuir la intensidad gradualmente en lugar de parar abruptamente. Muy despacio, estira los músculos que has utilizado para mantenerlos flexibles. Dedica algún tiempo para la relajación al final de la sesión para recompensarte por el esfuerzo y para liberar la tensión.

Vence la hinchazón

En la etapa de la menopausia los nutrientes descienden a niveles que no son aceptables. Como resultado directo, nuestro sistema inmunológico, que nos protege de las toxinas, a menudo tiene que luchar intensamente para funcionar con efectividad. Cuando el sistema inmunológico está dañado, él mismo percibe ciertos alimentos y bebidas como «tóxicos», lo que provoca toda una serie de síntomas que van desde el estreñimiento y la hinchazón hasta la fatiga y la depresión. La buena noticia es que estas condiciones pueden, con frecuencia, revertirse en solo unos pocos meses al mejorar nuestros niveles de nutrientes.

La sensibilidad temporal a ciertos alimentos hace que muchas mujeres produzcan anticuerpos frente a determinada comida y bebida. Este proceso puede traer como resultado la retención de líquidos, ya que el cerebro instruye a las células para retener el fluido y tratar de diluir las supuestas toxinas. La sensibilidad temporal más común es a los productos integrales, como el trigo, la avena, la cebada, el centeno y el salvado. Cuando estos productos se excluyen de la dieta durante un mes o dos, puede causar una rápida pérdida de peso mientras se elimina el líquido sobrante.

Evalúa tus síntomas

Responde «sí» o «no» a las siguientes preguntas:

- ¿Sufres estreñimiento?
- ¿Te sientes hinchada después de ingerir alimentos?
- ¿Sufres una flatulencia excesiva?
- ¿Tienes un problema de diarrea?
- ¿Te sientes ansiosa sin razón aparente?
- ¿Sufres el síntoma del intestino irritable?

Si has respondido «sí» a más de dos preguntas, puedes estar sufriendo alguna intolerancia a los cereales, en cuyo caso deberías eliminarlos de tu dieta durante un tiempo. Las siguientes indicaciones te ayudarán.

Elimina a los culpables

Deja de comer trigo, avena, cebada, centeno y salvado durante, al menos, cuatro semanas, preferiblemente seis. La mayoría de supermercados y tiendas de productos naturales venden una gran variedad de panes, pasta, pizza, muffins y galletas elaborados sin trigo.

Después de cuatro o seis semanas, si tus síntomas han mejorado, comienza a reincorporar los cereales, uno a uno, en tu dieta. Por ejemplo, puedes elegir un cereal en particular, como el centeno, y tomarlo en forma de galletas. Mientras vas reintroduciendo cada cereal observa atentamente si aparecen algunas de estas reacciones: diarrea, estreñimiento, flatulencia excesiva, hinchazón abdominal, dolores de cabeza, irritabilidad, aumento de peso, confusión, úlceras bucales, erupciones en la piel y palpitaciones.

Si no tienes reacción después de cinco días, elige otro cereal y repite el proceso. No mezcles los cereales, porque si experimentas algún síntoma adverso no sabrás determinar qué grano fue el que lo provocó. Es mejor incorporar el trigo el último, ya que es el que provoca la mayor cantidad de problemas.

Si se manifiesta reacción a algún cereal, evita comerlo durante un mes o dos antes de reincorporarlo otra vez a la dieta. Espera a que tu cuerpo se recupere y a que los síntomas desaparezcan antes de añadir un nuevo cereal a la dieta.

Si los síntomas son severos, es mejor dejar que el cuerpo descanse al menos dos o tres meses. Tu cuerpo puede tardar hasta seis meses, o incluso un año, en recuperarse y aprender a lidiar con los alimentos que hayan sido eliminados anteriormente.

SENSIBILIDADES Y ALERGIAS

Existe una diferencia entre «sensibilidad» y «alergia» a los alimentos. A menudo nos encontramos con que los síntomas más severos de la menopausia se deben a la intolerancia (sensibilidad) alimenticia más que a alergias. Un pequeño número de mujeres descubre que padecen una alergia permanente a un alimento y rápidamente comprenden que se sentirán mejor eliminándolo por completo, en lugar de sufrir innecesariamente. ¿Qué comidas contienen cereales? Para que te hagas una idea de lo instaurados que están los cereales en nuestra dieta, la próxima vez que vayas al supermercado échale un vistazo a las etiquetas de los productos. Te sorprenderá lo que verás.

Trigo: los alimentos que evidentemente contienen trigo son el pan, las galletas, los bizcochos, la pasta, los cereales del desayuno y los bollos, además de harina y otros ingredientes. El trigo también se encuentra en algunas salsas preparadas y sopas, y en alimentos procesados como las salchichas. Si estás siguiendo un régimen libre de trigo, evita también los productos sin gluten, ya que algunos de estos igualmente contienen trigo. En ocasiones, el trigo se disfraza de almidón modificado en bizcochos y como relleno para los cereales.

Avena: se encuentra habitualmente en las gachas de cereales (porridge), y en las galletas, las tortitas y los copos de avena.

Centeno: se halla en el pan de centeno (que también puede contener trigo), en el pan negro y en las galletas de centeno.

Cebada: a menudo se encuentra en las sopas preparadas, además de en las bebidas a base de cebada.

Haz frente a la ansiedad por la comida

Tener un deseo incontrolable por algún alimento, en especial por el chocolate, es algo muy común. De hecho, afecta en cierto grado a un sorprendente 75% de las mujeres en Europa, de las cuales un 60% admite vivirlo como un verdadero problema. Estas ansias pueden agravarse en el umbral de la menopausia y son las causas por las que muchas mujeres aumentan de peso.

Curiosamente, detrás de la ansiedad por la comida siempre hay un elemento psicológico. El cerebro y el sistema nervioso necesitan un suministro constante de buenos nutrientes para poder funcionar con normalidad pero, en nuestras vidas cargadas de estrés, no siempre nos alimentamos saludablemente. Nos saltamos comidas o comemos con prisas y, como resultado, los niveles de azúcar descienden y empezamos a desear glucosa para conseguir energía.

Es en ese momento cuando echamos mano al primer tentempié dulce que encontramos, y que nos da el primer subidón de energía. Pero poco tiempo después, ya estamos ansiando probar algún otro bocado dulce, y, así, el ciclo se repite de nuevo.

El truco consiste en saber cómo interrumpir ese ciclo con efectividad, ya que puede convertirse en una verdadera adicción. Al igual que con cualquier otra dependencia (al tabaco, al alcohol, a las drogas o a otros hábitos), la ruptura del ciclo consiste en atravesar por un período de abstinencia.

Evalúa tu ansiedad por la comida

Responde «sí» o «no» a las siguientes preguntas:

- ¿Te avergüenza la cantidad de chocolate y dulces que comes?
- ¿Estás siempre picoteando chocolate, galletas u otros dulces durante el día?
- ¿Haces compras impulsivas de comida basura?
- ¿Pones azúcar al café o al té?
- ¿Bebes más de tres bebidas dulces a la semana?
- ¿Comes dulces después de las comidas o por la noche?
- ¿Te comes los dulces o chocolates de tus hijos?
- ¿Prefieres el chocolate al sexo?
- ¿Guardas provisiones de comida de consolación?
- Si no tienes chocolate, ¿sales de casa expresamente para comprarlo?
- ¿La mayoría de días comes galletas, pasteles, postres u otros alimentos que contengan azúcar?
- ¿Comes más de tres tabletas de chocolate a la semana?
- ¿Tomas helado regularmente?
- ¿Sientes con regularidad deseos de comer crujientes patatas fritas, frutos secos salados, salsas con mucho sabor o salsa de soja?

- ¿Te sientes enganchada a ciertos tipos de comidas?
- ¿Alguna vez has comido chocolate y has escondido el envoltorio para que nadie se entere de que lo has comido?

Si has respondido «sí» a tres o más preguntas, debes empezar a actuar. Cinco «sí» significa que las cosas están fuera de control y más de seis quiere decir que eres adicta a la comida basura. Pero existe una solución, así que no te asustes.

Haz una revisión completa de tu dieta

Cuando se trata de controlar tus impulsos, es importante hacer un seguimiento de lo que comes y cuándo lo comes. Te sorprenderá cómo realizar una revisión completa de la dieta y aplicar algunas modificaciones a la misma te ayudará a mantener estables los niveles de glucosa, lo que quiere decir que no vas a estar todo el tiempo deseando la próxima dosis de azúcar. Como resultado de estos ajustes, tu peso corporal disminuirá. Aquí te muestro algunos de los objetivos que debes intentar alcanzar:

- Asegúrate de recibir la cantidad suficiente de nutrientes apropiados para mantener los niveles de glucosa en la sangre a niveles óptimos. Los nutrientes esenciales para regular el azúcar son la vitamina B (necesaria para el correcto funcionamiento del cerebro y el sistema nervioso), el magnesio (necesario para el funcionamiento normal de las hormonas) y el oligoelemento cromo Nacemos con solo la decimosexta parte de una onza del oligoelemento cromo y esta cantidad se reduce conforme envejecemos. La falta de magnesio es la deficiencia más común entre las mujeres, y la vitamina B que ingerimos a menudo tampoco es suficiente. Todos estos nutrientes importantes son necesarios para el control normal de los niveles de glucosa que ayudarán a mantener a ansiedad a raya. La vitamina B, el magnesio y el cromo se encuentran en la comida: come cereales integrales, chile, pimienta negra, pollo y pimientos. Pero también puedes plantearte tomar algún suplemento especialmente formulado para actuar como apoyo adicional a corto plazo para regular los niveles de azúcar. Por ejemplo, un suplemento de cromo que contenga vitamina B y magnesio.
- Consume comida nutritiva —en pequeñas cantidades y con frecuencia— para mantener los niveles de azúcar constantes. Toma desayuno, comida y cena todos los días, con un tentempié saludable a media mañana y a media tarde.
- Siempre que sea posible, ingiere alimentos nutritivos, frescos y saludables, y comidas caseras.
- Relájate mientras comes y disfruta la comida.
- Planifica tus comidas y refrigerios por adelantado (teniendo siempre en cuenta que los requerimientos de calorías se incrementan a razón de 500 cal/día una semana antes de la menstruación).
- Haz la compra después de haber comido, no cuando tengas hambre.
- Reduce el consumo de café y té. En grandes cantidades, pueden provocar un aumento de la eliminación de insulina. Las grandes cantidades de azúcar que se le añaden al café o al té también pueden contribuir a desestabilizar los niveles de glucosa en la sangre. Prueba con la infusión de rooibos o con sustitutos del café.
- Reduce el consumo de alcohol.

Impulsa tu vida sexual

Muchas mujeres notan que el deseo sexual comienza a disminuir durante la menopausia y en los años siguientes. Un estudio presentado en el Séptimo Congreso Europeo sobre la Menopausia en Estambul, en 2006, reveló que ese es el caso del 75% de las mujeres europeas.

El cansancio, la falta de energía y los cambios en el estado de ánimo pueden hacer mella, incluso en las relaciones más sólidas. Al mismo tiempo, el descenso de los niveles de estrógeno puede provocar que el recubrimiento vaginal se reseque, lo que hace que la penetración sea incómoda, dolorosa o, en ocasiones, que se presenten desgarros y sangrado. Si, además, padeces sudoraciones nocturnas, no es ninguna sorpresa que pierdas el interés en el sexo.

Muchas mujeres sufren en silencio y piensan que el desinterés sexual es una parte inevitable de hacerse mayor, pero la buena noticia es que no tiene por qué ser así. Hay muchas cosas que se pueden hacer de forma natural para reparar el recubrimiento de la vagina y estimular a las células para que produzcan mucosa otra vez.

Evalúa tu apetito sexual

Contesta «sí» o «no» a las siguientes preguntas:

- ¿Has perdido el deseo sexual?
- ¿Tienes menos sexo que el que solías tener?
- ¿Encuentras el coito doloroso?
- ¿Sientes tu vagina reseca?
- ¿Has dejado de buscar el placer sexual?
- ¿Has perdido la comunicación íntima con tu pareja?
- ¿Te sientes demasiado cansada para tener sexo?
- ¿Ha disminuido tu disfrute del sexo?
- ¿Pones excusas para no hacer el amor?

Si has respondido «sí» a más de dos preguntas, pon en práctica las siguientes medidas para impulsar tu vida sexual.

Corrige tu dieta

En un estudio llevado a cabo por el NHAS, el 50% de las mujeres participantes dijeron que no lograban llegar al orgasmo, el 55% alegó problemas de sequedad vaginal, el 36% sufría dolor durante el coito y el 47% admitió la falta de sensaciones sexuales. Nuestra experiencia en el NHAS sugiere que estos problemas están probablemente relacionados con deficiencias nutricionales que impiden que la química del cerebro funcione como es debido. Y esto tiene repercusiones sobre las hormonas sexuales. El estudio demuestra lo importante que es corregir estas deficiencias e implementar un régimen alimenticio rico en nutrientes e isoflavonas que permita la estabilización emocional. Sigue las indicaciones dietéticas resumidas en «La dieta del plan natural para la menopausia» (pág. 26) y prueba las recetas sugeridas en la segunda parte de este libro (pág. 62).

Toma suplementos

Algunos suplementos específicos estudiados en pruebas clínicas han demostrado su efectividad a la hora de estimular la libido y reparar el tejido vaginal reseco. Entre ellos, el omega 7 (aceite de espino amarillo), epimedium, ArginMax, hierba de San Juan y el gel vaginal Phyto Soya de Arkopharma, el cual puede aplicarse directamente en la vagina. Si sufres de sequedad vaginal utiliza un lubricante como el gel orgánico Yes a la hora del coito.

Mantén el contacto físico

Si la penetración es verdaderamente dolorosa, explora otras vías para dar y recibir placer. Retorna a los días de cortejo y busca la satisfacción en los besos, en las caricias y en la estimulación erótica. Lo importante es que alimentes la comunicación física y emocional, y que, aunque no hagas el coito, mantengas vivo el sentido de conexión sexual y sensual.

Prueba con masajes sensuales. Pon música relajante, luz tenue y comparte caricias con tu pareja. Los aceites esenciales de jazmín, rosa, ylang ylang, salvia sclarea o sándalo pueden intensificar el disfrute.

Habla con tu pareja

Esperar que tu pareja entienda lo que sucede sin que se lo expliques es una trampa en la que se cae muy fácilmente, y que puede poner mucha distancia entre los dos. Trata de pasar más tiempo juntos y explícale lo que te está sucediendo. Solicita el apoyo de tu pareja.

Toma remedios florales

Si tu relación no es muy saludable, una buena dosis de preparados florales puede ayudar a recuperar los sentimientos amorosos. Se cree que el remedio de rosa silvestre renueva el interés por la vida y estimula la vitalidad, mientras que el de oliva tiene propiedades revitalizantes. El alerce ayuda a recuperar la confianza perdida en tu habilidad para hacer el amor.

Estimula el poder de tu cerebro

¿Pierdes el hilo de tus pensamientos? ¿Olvidaste dónde has dejado las llaves o para qué fuiste a la habitación? Según los expertos, todos comenzamos a olvidar cosas con la edad. Después de leer una lista de 75 palabras cinco veces, el resultado en un grupo de personas de 18 años es, de media, que se recuerdan 54; el grupo de 45 años recuerda 47, y el de 65 años, solo 37.

¿Y cuál es la razón? Nadie lo sabe con certeza, pero se piensa que todos los problemas de memoria en la mediana edad se deben más a la poca concentración, a la falta de motivación, al cansancio, a la ansiedad o al estrés en lugar de a la pérdida de neuronas. Se cree que la confusión también está relacionada con los altibajos hormonales de la menopausia.

Conforme envejecemos, nuestra circulación se ralentiza y llega menos oxígeno al cerebro, por lo que es natural que ya no seamos tan avispados. Por otro lado, muchas veces no utilizamos el cerebro todo lo que deberíamos. Al igual que los músculos, nuestro cerebro necesita ejercicio para funcionar a niveles óptimos.

Evalúa tu agudeza

Responde «sí» o «no» a las siguientes preguntas:

- ¿Siempre olvidas lo que fuiste a buscar a la habitación?
- ¿Puedes recordar números telefónicos?
- ¿Te cuesta trabajo concentrarte?
- ¿Se te olvida el nombre de una persona momentos después de presentártela?
- ¿Eres propensa a actuar de manera despistada, como guardar la leche en el armario?
- ¿Alguna vez has faltado a una cita porque se te olvidó?
- ¿Tienes que tomar nota de las cosas que debes hacer por miedo a que se te olviden?
- ¿Alguna vez se te ha olvidado el nombre de alguien que conoces bien?
- ¿Pierdes con frecuencia las llaves del coche?
- ¿Alguna vez se te ha olvidado lo que estabas diciendo a mitad de la frase?
- ¿En alguna ocasión has querido decir algo importante pero te has quedado completamente en blanco?
- ¿Alguna vez has puesto algo en el horno y se te ha olvidado sacarlo?
- ¿Alguna vez has dicho que harías algo por alguien pero lo olvidaste por completo?

Si has respondido «sí» a más de tres preguntas, trata de poner en práctica los siguientes cambios.

Consume los mejores nutrientes

En general, una dieta saludable, practicar ejercicio regularmente, no fumar y controlar el consumo de bebidas alcohólicas te ayudará a mantener la agudeza mental y a reducir el riesgo de demencia. También existen algunos nutrientes específicos de los que el cerebro depende para tener buena salud. Los alimentos ricos en vitaminas antioxidantes A, C y E ayudan a eliminar los radicales libres, moléculas dañinas que provocan el deterioro excesivo de las células del cuerpo, incluyendo las del cerebro. Las buenas fuentes de estas vitaminas son las frutas y los vegetales de colores vivos, como los plátanos, los pimientos rojos, las espinacas y las naranjas.

El pescado azul es rico en ácidos grasos omega 3 y ácido fólico, que son vitales para el funcionamiento correcto del cerebro y del sistema nervioso. Las mejores fuentes de omega 3 son las sardinas, el salmón, el arenque y la caballa.

Los estudios también demuestran que el consumo de soja mejora la memoria, no solo en personas jóvenes, sino también en mujeres que han llegado a la menopausia. Los efectos de las isoflavonas han dado lugar a especulaciones sobre si la soja también ayuda a mantener la función cognitiva en mujeres mayores y a reducir el riesgo de padecer la enfermedad de Alzheimer.

Muchos tipos de vitaminas B son igualmente importantes para el buen funcionamiento de la memoria y la mente. El cinc y el magnesio son necesarios para el metabolismo neuro-transmisor del cerebro.

Puedes probar con un suplemento diario de ginkgo biloba, hecho a partir de las hojas del ginkgo, un árbol oriundo de China que ha sido reconocido en los últimos treinta años como un excelente tónico para el cerebro. Mejora la circulación, lo que a su vez también mejora la irrigación de sangre que transporta más nutrientes al cerebro y contribuye a restablecer la memoria a corto y largo plazo.

Mantén tu mente activa

Muchos estudios demuestran que la estimulación mental es la clave para una buena memoria. Mientras más activo mantengas el cerebro más probabilidades tendrás de tener buena memoria. Y mientras más diverso sea su uso más fácil te será recordar las cosas. Todo tiene que ver con adoptar una postura activa en lugar de una pasiva, o sea, concentrarse activamente en las cosas en lugar de dejar que te inunden. Puedes probar las siguientes indicaciones para agudizar tus facultades mentales:

- Haz un ejercicio mental, como un crucigrama o un sudoku, cada día.
- Cuando estés sacando cuentas, deja a un lado la calculadora y usa tu mente.
- Emprende nuevas actividades: jardinería, coser o tejer, o cualquier otra cosa que consista en la coordinación de manos-ojos o pies-ojos.
- Memoriza la lista de la compra.
- Relájate con una partida de ajedrez o de cartas.
- Trabaja tanto como puedas, sal con tus amigos y únete a grupos sociales locales. Las investigaciones han demostrado que las personas que tienen muchos amigos, especialmente en el trabajo, obtienen mejores resultados en los tests de memoria y concentración que aquellos que no los tienen.

Vence el estrés y la depresión

La vida sin retos puede resultar muy aburrida, y cierta cantidad de estrés permite mantenerse alerta. Pero, a la misma vez, demasiado estrés puede ser dañino, especialmente en esta época de la vida, cuando puedes verte arrastrada hacia direcciones diferentes. La presión de mantener el equilibrio entre las relaciones con los hijos, la pareja, el trabajo y las finanzas puede fácilmente pasar factura. Las mujeres también se vuelven más vulnerables al pensamiento negativo o a la depresión durante la mediana edad. Aunque algunas están encantadas al saber que ya no tendrán más el período, otras sufren por haber dejado atrás sus años fértiles. Además, es normal tener niveles bajos de nutrientes en esta etapa de la vida, lo que, a su vez, trae como consecuencia cambios en el estado anímico y en los niveles de energía.

Evalúa tu estado anímico y los niveles de estrés

Responde «sí» o «no» a las siguientes preguntas:

- ¿Te sientes cansada todo el tiempo?
- ¿Tienes dificultades para dormir o te despiertas por la noche?
- ¿Sientes ganas de comer cosas dulces?
- ¿Estallas en llanto?
- ¿Tienes frecuentes dolores de cabeza?
- ¿Te cuesta trabajo decidirte por algo?
- ¿Sientes como un revuelo de mariposas en el estómago?
- ¿Te sientes ansiosa o nerviosa sin razón aparente?
- ¿Tienes problemas emocionales?
- ¿Están tensas las relaciones de familia?
- ¿Olvidas cosas?
- ¿Tienes alterado el sistema digestivo?
- ¿Has perdido el apetito?
- ¿Te parece a veces que la carga es demasiado grande?
- ¿Te cuesta trabajo comunicarte con otras personas?
- ¿Tienes poco tiempo para ti?
- ¿Piensas más en tus fracasos que en tus éxitos?
- ¿Estás insatisfecha y triste con lo que has alcanzado en la vida?
- ¿Dudas de tu habilidad para triunfar?
- ¿Ves la vida con pesimismo a partir de ahora?
- ¿Deseas volver a ser joven otra vez?

Si has respondido «sí» a más de tres preguntas, es hora de que actúes y venzas al estrés para mejorar tu ánimo.

Crea tiempo exclusivo para ti

Establece tus prioridades de tal forma que utilices tu tiempo y energía de manera eficiente. Confecciona al comienzo del día una lista de «cosas por hacer» que sea razonable. Aprende a decir que no a otras personas. Pasa tu tiempo libre haciendo algo con lo que disfrutes y que sea relajante: practica la meditación, date un baño, escucha tu música favorita, sal a caminar, lee un libro... Es igualmente importante determinar cuáles son tus prioridades y valores en estos momentos de la vida. Dedica tiempo a conocerte a ti misma otra vez y a reírte o compartir con tus amigos. Pasa tiempo con otra amiga que esté atravesando también la etapa de la menopausia; ofreceros ayuda y apoyo mutuo.

Come bien y mantente activa

Resiste la tentación de acudir a la comida de consolación, como el chocolate, los pasteles, las galletas, los refrescos y el café. Todos estos alimentos interfieren en el proceso de absorción de vitaminas y, en ocasiones, terminan haciéndote sentir peor. El consumo de fruta fresca o seca, nueces y semillas es una opción mucho más saludable. Incluye abundantes alimentos ricos en magnesio en tu dieta, como pueden ser las espinacas, las nueces y las nueces de Brasil. El magnesio ayuda al sistema nervioso y tiene propiedades relajantes que ayudan a enfrentarte al agotamiento que provoca el estrés. Toma suplementos minerales y multivitamínicos de alta concentración, como el Fema 45+ o Blackmores Proactive Multi 50+, junto con valeriana (véase pág. 38) y rhodiola, que tienen efectos calmantes.

Una de las prácticas más efectivas contra el estrés es el ejercicio físico (véase pág. 50). La actividad física regular ayuda a acelerar el metabolismo y estimula la liberación de endorfinas, las hormonas que nos hacen sentir bien.

Piensa positivamente

El primer paso para cambiar la manera de pensar es quererte a ti misma por lo que eres y aceptar la etapa de la vida en la que te encuentras: admitir que has llegado a la mediana edad y no huir de ello. Hay que reconocer el cambio como algo natural, inevitable y como un emocionante paso adelante, nunca como una amenaza. Esto te permitirá sobrellevar cualquier transformación que tenga lugar. Adoptar una posición optimista respecto al futuro te brinda más opciones de alcanzar buenos resultados que ponerte a pensar cómo eran las cosas tiempo atrás. Está demostrado que aquellos que ven la vida desde la óptica del «vaso medio lleno» tienen más posibilidades de sentirse satisfechos y realizados. Prueba la práctica de la visualización creativa (pág. 40) para estimular el pensamiento positivo. Esto también ayuda a tomar nota de tus progresos, por pequeños que sean. Consigue un cuaderno y escribe en él diariamente, como lo harías con un diario. Léelo cada semana y felicítate a ti misma por los avances que vas teniendo.

Un elemento clave en el plan natural para la menopausia es incluir abundantes estrógenos naturales (fitoestrógenos) en tu dieta, conocidos como isoflavonas y lignanos. Alimentos como la soja y las semillas de lino han demostrado su efectividad para reducir significativamente los síntomas de la menopausia en muchas mujeres que los consumen diariamente.

Contrariamente a lo que muchas personas pueden pensar, seguir una dieta rica en alimentos como la soja no es una experiencia aburrida ni desabrida. En las páginas que siguen encontrarás una amplia selección de recetas rápidas y fáciles de hacer que están diseñadas especialmente para incluir fitoestrógenos. Estos menús también rebosan de nutrientes vitales, como el calcio, el magnesio y los ácidos grasos esenciales, que, con toda seguridad, estimularán tu paladar. Encontrarás deliciosos batidos, licuados de frutas y panqueques para el desayuno. Dentro de las opciones de comida y cena hallarás ensaladas frescas, sopas sabrosas, risottos, platos hechos al horno, recetas con curry, salteados, revueltos y suflés, con variantes tanto para las opciones carnívoras como vegetarianas. De postre, o como tentempiés entre comidas, podrás elegir entre tarta de queso, ensalada de fruta, azúcar caramelizado, barritas, bizcochos y panes. Todo ello contribuirá a incrementar tu consumo diario de fitoestrógenos.

He concebido una planificación de menús (véanse págs. 146-149) que puedes seguir durante las primeras cuatro semanas de tu nueva dieta rica en fitoestrógenos. Una vez que te familiarices con los alimentos que debes comer, puedes confeccionar tus propios platos. El objetivo a partir de ahora debe ser consumir 100 mg de fitoestrógenos divididos en pequeñas porciones a lo largo del día (véase pág. 27).

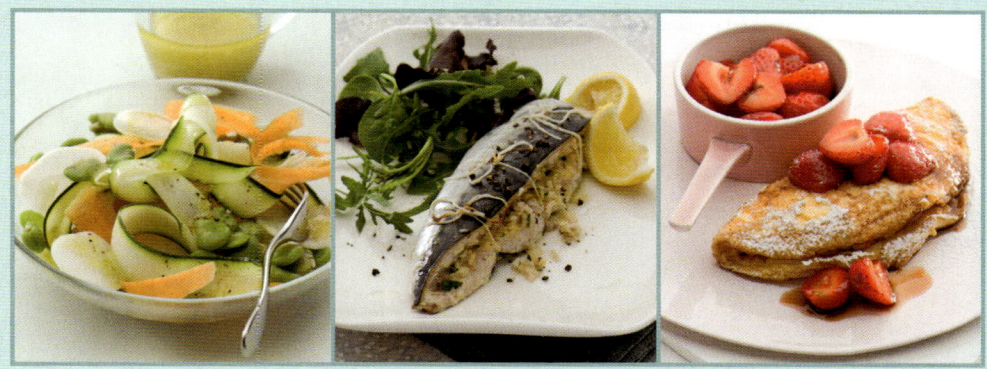

Segunda parte

Las recetas del plan natural para la menopausia

Desayunos

Batido de ruibarbo y arándano ••

225 g de ruibarbo cortado
    en trozos
225 g de arándanos
500 ml de leche de soja
    muy fría
3 cucharaditas de miel
¼ de cucharadita de extracto
    de vainilla
8 cubitos de hielo (opcional)

1 Precalentar el horno a 200 °C. Poner el ruibarbo en una bandeja de hornear y salpicarlo con la miel. Asar durante unos 15 minutos, hasta que se vuelva tierno, luego sacar del horno para que se enfríe.

2 Introducir el ruibarbo y los demás ingredientes en el recipiente de la batidora y batir hasta que se obtenga una mezcla suave y cremosa. Servir inmediatamente con los cubitos de hielo, si se desea.

Batido de plátano ••

2 plátanos muy maduros
25 g de almendra molida
500 ml de leche de soja
    muy fría
¼ de cucharadita de nuez
moscada en polvo

1 Introducir todos los ingredientes en el recipiente de la batidora y batir hasta obtener una mezcla suave y cremosa. Dejar en la nevera durante 15 minutos, hasta que se enfríe. Servir inmediatamente.

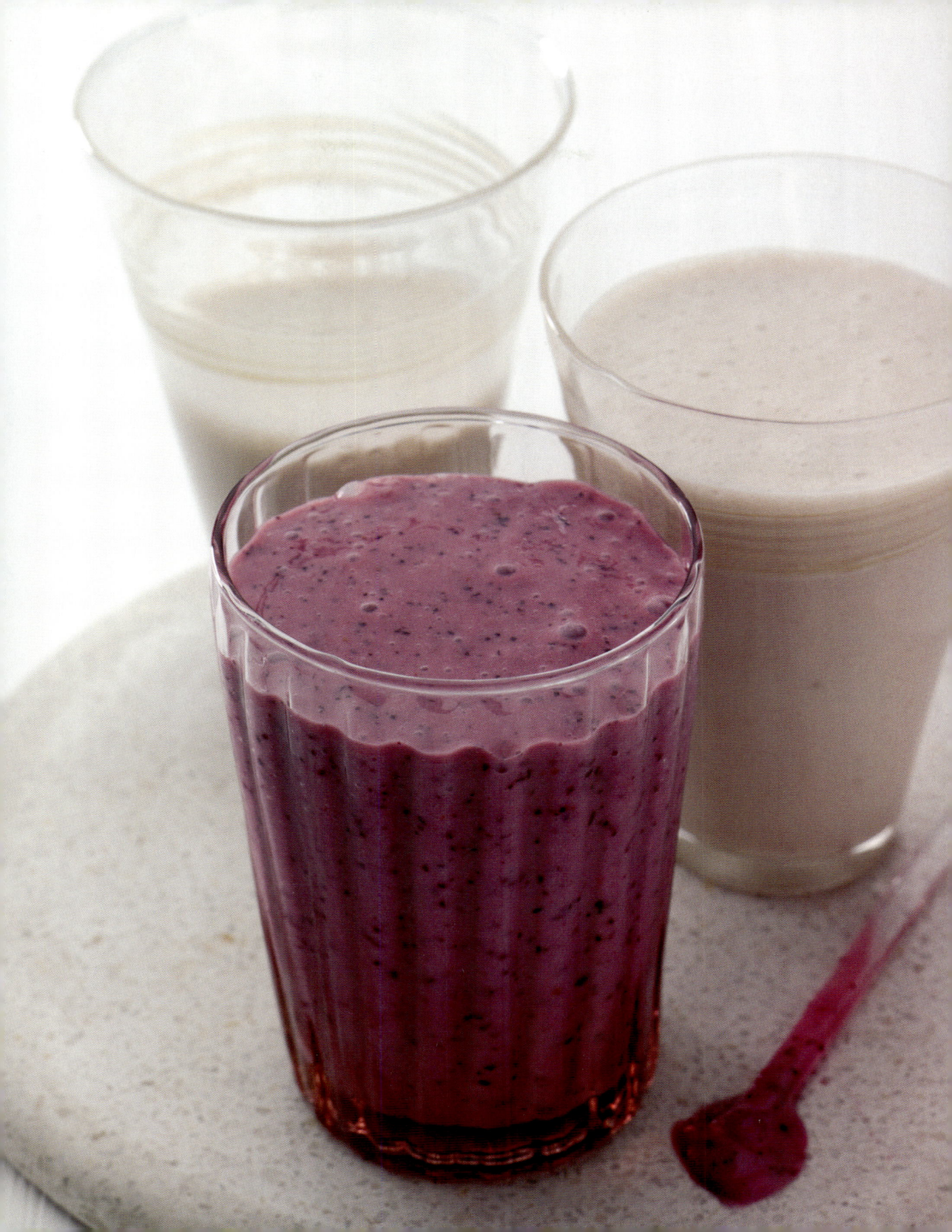

Leche de soja con canela y miel

500 ml de leche de soja
  muy fría
1 ½ cucharadita de miel clara
¼ de cucharadita de canela
8 cubitos de hielo (opcional)

I Introducir todos los ingredientes en el recipiente de la batidora y batir hasta que se obtenga una mezcla ligera y espumosa. Servir inmediatamente, agregando los cubitos de hielo si se desea.

Batido cremoso de plátano y dátiles

50 g de tofu sedoso
4 dátiles machacados
1 plátano pequeño, muy maduro
75 ml de zumo de manzana
  (1/3 de taza)
8 cubitos de hielo (opcional)

I Introducir los ingredientes en el recipiente de la batidora y batir hasta que se obtenga una mezcla suave y cremosa. Servir inmediatamente, agregando los cubitos de hielo si se desea.

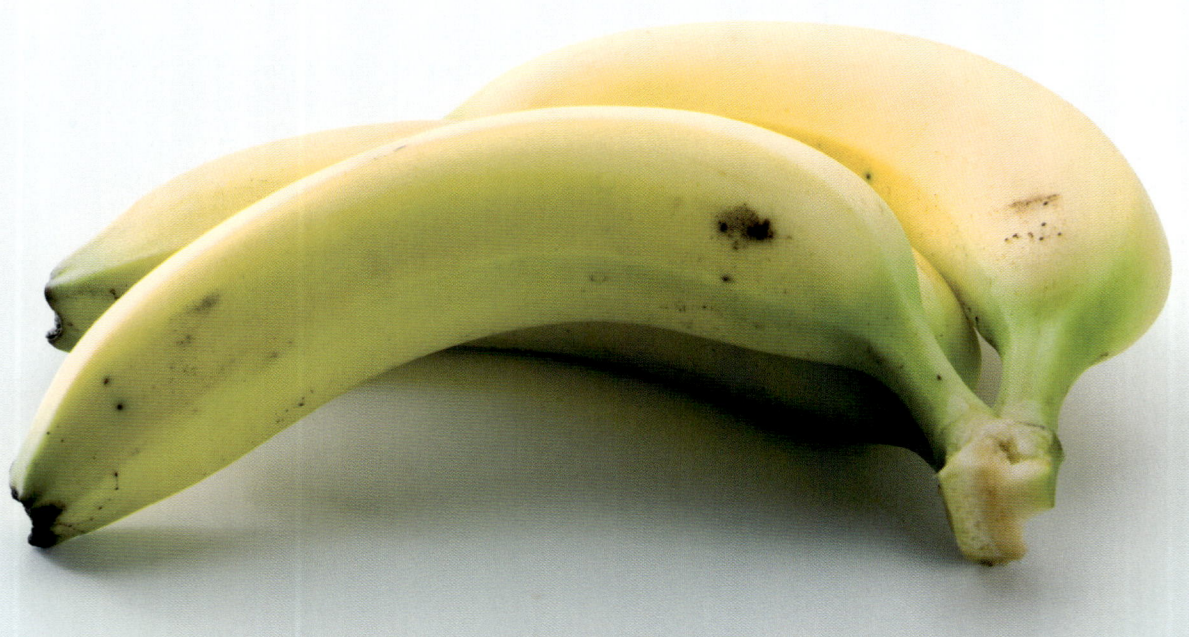

Batido de frutas y nueces

3 piezas de fruta, por ejemplo,
un mango, una pera y una
manzana, peladas, sin semillas
y cortadas
500 g de yogur natural
25 g de almendras molidas
o semillas de lino
8 cubitos de hielo (opcional)

1 Introducir los ingredientes en el recipiente de la batidora y batir hasta que se obtenga una mezcla suave y cremosa. Servir inmediatamente, agregando los cubitos de hielo si se desea.

Revuelto de tofu

570 g de tofu cortado
en daditos
1 cebolla pequeña finamente
cortada
1 zanahoria finamente cortada
1 patata cortada en dados
1 ½ cucharadita de cúrcuma
1 cucharada de aceite de soja
½ cucharadita de pimienta
negra
4 champiñones (para
acompañar)
2 tomates cortados por
la mitad (para acompañar)
4 rebanadas de pan de centeno
tostado (para acompañar)

1 Calentar el aceite a fuego lento en una sartén grande. Añadir la cebolla y dejarla cocer. Remover ocasionalmente durante 2-3 minutos, hasta que se dore.

2 Incorporar la zanahoria y la patata, y cocer. Remover con frecuencia durante otros 10 minutos, hasta que se ablanden ligeramente. Añadir el tofu, la cúrcuma y la pimienta negra. Remover. Tapar y cocinar durante 5 minutos, hasta que la mezcla se cueza por dentro y haya absorbido todos los sabores.

3 Entre tanto, precalentar el grill en la posición media. Cocinar los tomates y los champiñones de 6 a 7 minutos, hasta que estén ligeramente dorados.

4 Servir caliente, con los tomates, los champiñones y el pan de centeno.

Panqueques de avena y plátano

50 g de copos de avena
50 g de harina de soja
1 cucharada de harina de arroz
1 cucharada de harina de hornear
240 ml de leche de soja sin edulcorantes
2 plátanos finamente cortados
2 cucharadas de aceite de girasol
sirope de arce, yogur de soja y fruta (para acompañar)

1 Poner la avena en un bol grande y espolvorear por encima la harina de soja, la harina de arroz y la harina de hornear. Dejar un agujero en el centro y verter la leche de soja. Mezclar con una cuchara de madera hasta formar una masa suave. Agregar los plátanos y remover hasta que todo quede bien unido. Cubrir la mezcla y dejar reposar por lo menos 10 minutos (o hasta 30 minutos) en la nevera.

2 Calentar una sartén antiadherente. Añadir la mitad del aceite e inclinar la sartén para que el aceite cubra la base completamente. Echar dos cucharadas de la mezcla en la sartén y extender de manera que cubra toda la base. Cocinar durante 2 minutos hasta que aparezcan burbujas de aire en la superficie, después dar la vuelta con una espátula. Cocinar 1 minuto más hasta que la base quede ligeramente dorada y luego pasar a un plato.

3 Repetir la operación con el resto del aceite y la mezcla, manteniendo calientes los panqueques que ya estén cocinados. Servir con sirope, yogur y fruta.

Panqueques de soja y trigo sarraceno

50 g de harina de trigo sarraceno
50 g de harina de soja
300 ml de leche de soja sin edulcorantes
1 huevo
2 cucharadas de aceite de soja
½ cucharita de canela
¼ de cucharita de nuez moscada
compota de fruta o mermelada sin azúcar (para acompañar)

1 Poner las harinas y las especias en un bol grande y dejar un agujero en el centro. Agregar el huevo batido y comenzar a revolver lentamente con una cuchara de madera para mezclar los ingredientes. Cubrir la mezcla y dejar reposar durante 10 minutos (o hasta 30 minutos) en la nevera.

2 Calentar una sartén antiadherente grande a temperatura media hasta que esté completamente caliente. Echar la mitad del aceite e inclinar la sartén para que la mezcla cubra la base entera. Verter dos cucharadas de la masa en la sartén y extender hasta que cubra la base. Cocinar durante 2 minutos, hasta que la masa quede ligeramente dorada, luego darle la vuelta con una espátula. Cocinar durante 1 minuto más. Colocar en un plato.

3 Repetir el proceso con el resto de la masa y el aceite, mientras se mantienen calientes los panqueques ya cocinados. Servir calientes con fruta o mermelada.

Panqueques de soja y arroz

50 g de harina de soja
50 g de harina de arroz
300 ml de leche de soja sin
    edulcorante
1 huevo
2 cucharadas de aceite de soja
bayas con miel o mermelada
    sin azúcar (para acompañar)

1 Echar las harinas en un bol grande y dejar un agujero en el centro.
   Agregar el huevo batido y comenzar a remover lentamente con una
   cuchara de madera para mezclar los ingredientes. Cubrir la mezcla
   y dejar reposar al menos 10 minutos (o hasta 30) en la nevera.

2 Calentar una sartén antiadherente grande a temperatura media
   hasta que esté completamente caliente. Agregar la mitad del aceite
   e inclinar la sartén para que la mezcla cubra la base entera. Agregar
   dos cucharadas de la mezcla en la sartén y extender para que la mezcla
   cubra la base. Cocinar durante 2 minutos, hasta que aparezcan burbujas
   de aire y el panqueque esté ligeramente dorado, luego darle la vuelta
   con una espátula. Cocinar durante 1 minuto más hasta que la base esté
   ligeramente dorada. Colocar en un plato.

3 Repetir el proceso con el resto de la masa y el aceite, mientras se
   mantienen calientes los panqueques ya cocinados. Servir con las bayas
   con miel o mermelada.

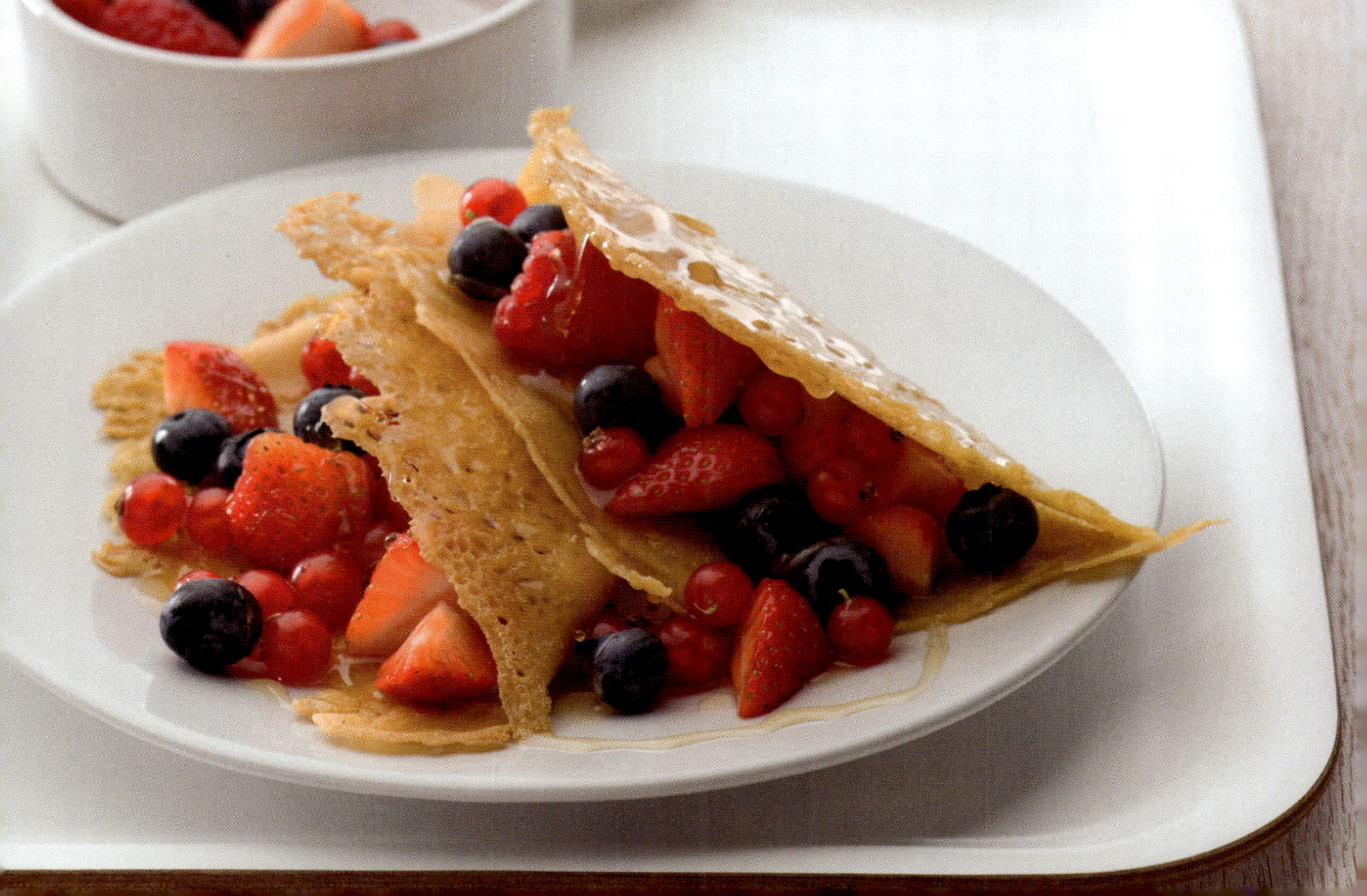

Muesli crujiente de almendras

450 g de copos de avena
225 g de almendra molida
225 g de uvas pasas
100 g de coco desecado
100 g de pipas de girasol
150 ml de jarabe de arroz
   integral
150 ml de aceite de soja
150 ml de zumo de manzana
leche de soja o yogur de soja
   (para acompañar)

1 Precalentar el horno a 150 °C. Mezclar la avena, las pipas de girasol y
   la almendra molida en un bol grande. Batir el jarabe de arroz, el aceite
   y el zumo de manzana en una jarra y echarlo sobre la mezcla. Extender
   uniformemente la mezcla sobre una bandeja y ponerla a hornear durante
   35 minutos, hasta que se torne de un color marrón claro. Remover cada
   5-10 minutos.

2 Sacar del horno y dejar que se enfríe, luego poner la mezcla nuevamente
   en el bol. Añadir las pasas ya mezcladas con el coco desecado y removerlo
   todo junto. Servir con leche de soja o yogur de soja. El muesli sobrante
   puede guardarse en un recipiente hermético hasta cuatro semanas.

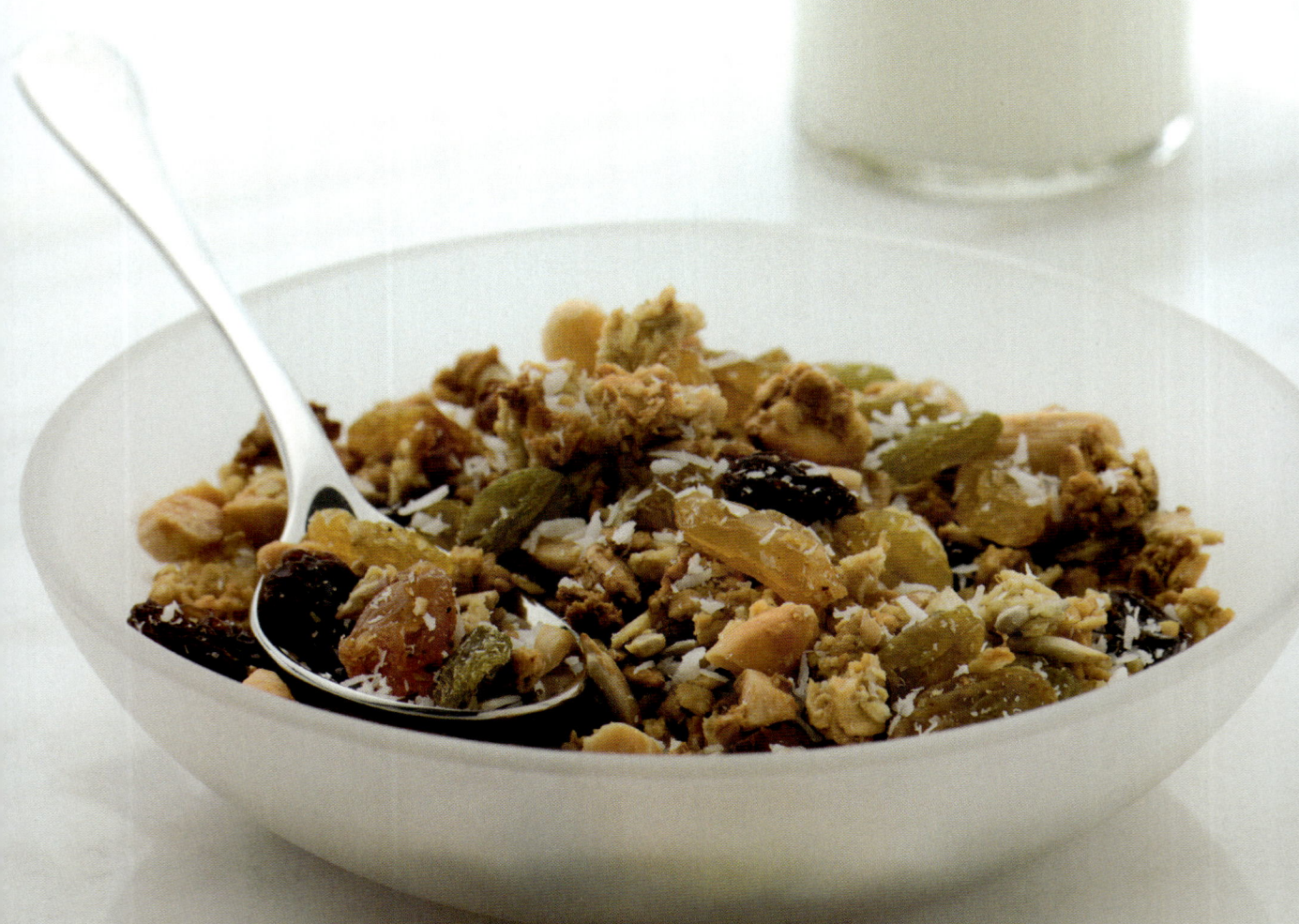

Fitocompuesto para espolvorear

60 g de almendras
60 g de pipas de girasol
60 g de pipas de calabaza
60 g de semillas de lino dorado
cereales o fruta y yogur natural
   (para acompañar)

I Poner todos los ingredientes en una batidora y moler ligeramente.

2 Espolvorear sobre los cereales, la fruta o el yogur. El contenido restante puede guardarse en un recipiente hermético hasta 4 semanas.

Fitomuesli

375 g de arroz inflado
225 g de copos de maíz
140 g de uvas pasas
100 g de albaricoques secos
   sin azufre, troceados
100 g de almendra molida
100 g de pipas de calabaza
100 g de pacana molida
100 g de sésamo
100 g de piñones
90 g de semillas de lino
yogur de soja o leche de soja
   y fruta (para acompañar)

I Mezclar todos los ingredientes en un bol grande.

2 Servir con yogur o leche de soja y la fruta. El contenido restante puede guardarse en un recipiente hermético hasta 4 semanas.

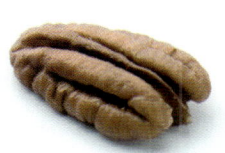
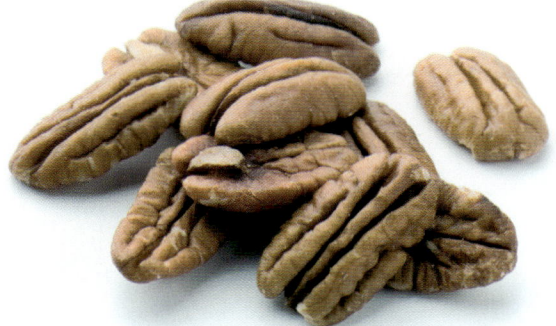

Gachas con compota condimentada de fruta

180 g de copos de avena
1 l de leche de soja
yogur natural (para acompañar)
sal

COMPOTA
150 g de higos secos troceados
100 g de albaricoques secos
    sin azufre, troceados
100 g de azúcar blanca fina
1 limón (el zumo y 2 lascas
    de la cáscara)
3 cucharadas de arándanos
4 clavos de olor
2 ramitas de canela

1   Para hacer la compota, verter 250 ml de agua en una cacerola de tamaño mediano y agregar el azúcar, la fruta seca, la canela, los clavos y las cáscaras de limón. Llevar al punto de ebullición a fuego medio, luego bajar a fuego lento y dejar hervir durante 10 minutos o hasta que la fruta se ponga blanda o hinchada, y el líquido se haya evaporado.

2   Agregar el zumo de limón a la cacerola. Retirar del fuego y dejar enfriar durante 2 minutos.

3   Poner la avena y la leche de soja en una cacerola de tamaño mediano. Echar un poco de sal y llevar a punto de ebullición, luego bajar a fuego lento y dejar hervir durante 10 minutos, removiendo la mezcla continuamente o hasta que las gachas se tornen espesas y cremosas. Servir caliente con la compota de frutas y el yogur.

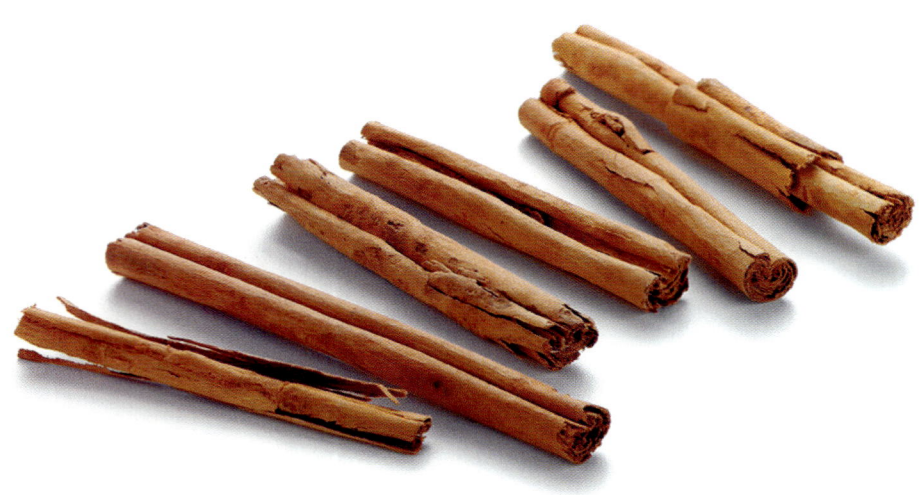

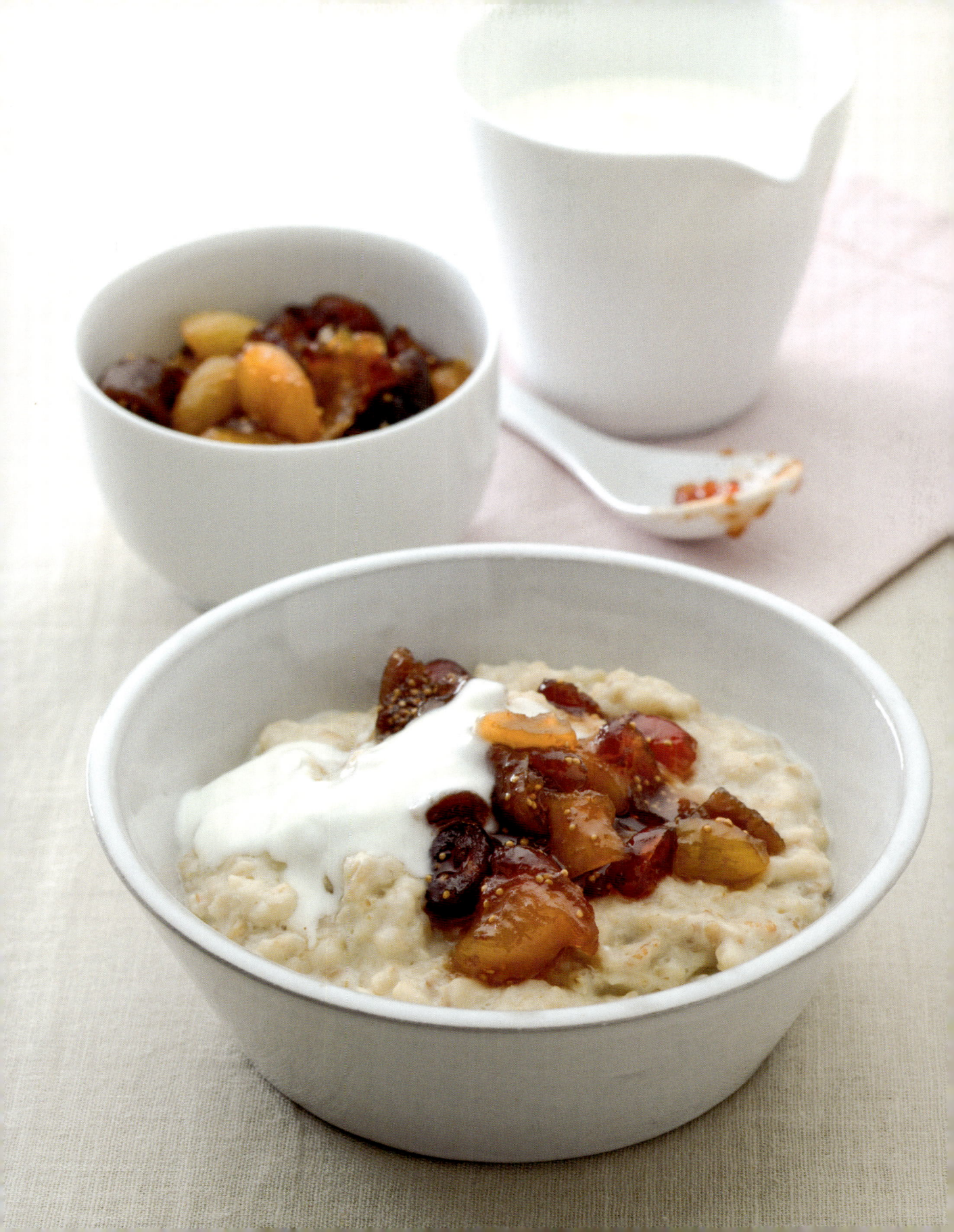

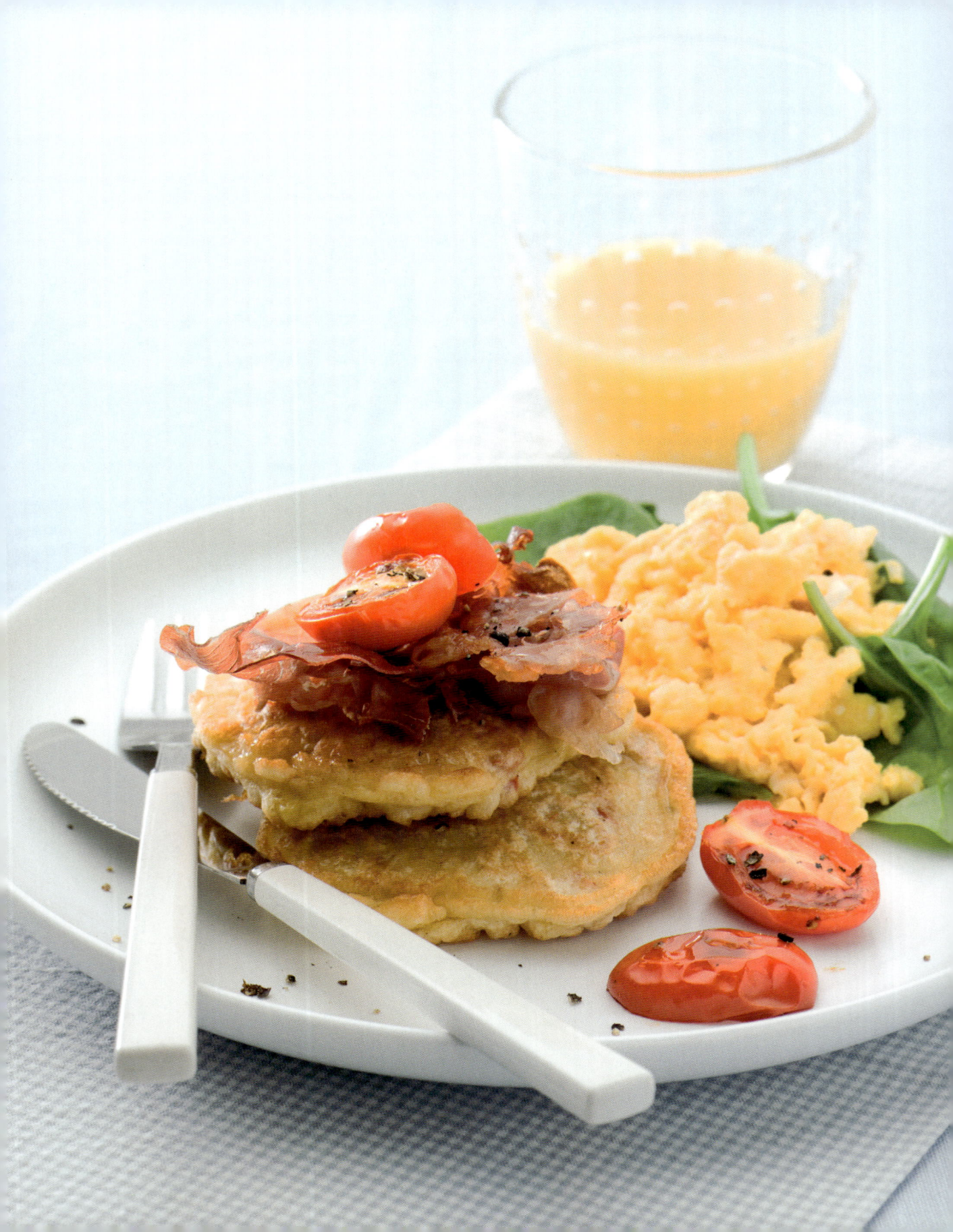

Buñuelos de chile y maíz con huevos revueltos

200 g de maíz tierno, lavado
   y escurrido
150 g de harina
8 tomates pera pequeños,
   cortados por la mitad
2 huevos
125 ml de leche de soja sin
   edulcorantes
6 lonchas de jamón curado
1 chile rojo pequeño, cortado
   en trocitos pequeños
2 cucharadas de aceite vegetal
1 cucharadita de levadura
   en polvo
sal y pimienta negra recién
   molida
hojas pequeñas de espinacas
   (para acompañar)

HUEVOS REVUELTOS
4 huevos
60 ml de leche de soja sin
   edulcorar
30 g de mantequilla
pimienta negra recién molida

1 Colocar la levadura en polvo y la harina en un bol grande. Hacer un agujero en el centro. Agregar los 2 huevos batidos y remover lentamente con una cuchara de madera. Echar la leche de soja e incorporar el maíz tierno y el chile. Añadir un poco de sal y pimienta, y batir hasta formar una masa suave. Cubrir la mezcla y dejar en reposo durante al menos 10 minutos (o hasta 30) en la nevera.

2 Calentar una sartén antiadherente. Poner la mitad del aceite e inclinar la sartén para que este cubra toda la base. Echar dos cucharadas de la mezcla y cocinar durante 2 minutos, hasta que la masa se dore y se cueza por dentro. Darle la vuelta y dejar 2 minutos más. Retirar de la sartén y poner sobre papel de cocina para absorber el exceso de grasa. Repetir el proceso con el resto de la mezcla y el aceite.

3 Mientras, precalentar el grill en la posición media. Poner los tomates y el jamón curado en la parrilla durante 2 minutos, hasta que se doren ligeramente.

4 Para el revuelto, batir los huevos. Añadir la leche de soja y sazonar ligeramente con la pimienta. Derretir la mantequilla en un cazo a fuego lento. Añadirla a los huevos batidos y cocinar con cuidado, removiendo continuamente durante unos minutos, hasta que la mezcla se consolide.

5 Servir los buñuelos con el jamón curado y los tomates encima, acompañados del revuelto sobre una base de hojas de espinacas.

Comidas

Arroz integral con ensalada de berro ❥

175 g de arroz integral
100 g maíz tierno, lavado
   y escurrido
500 ml de agua
1 manojo de berros cortados
1 pimiento verde, sin semillas
   y troceado
pimienta negra recién molida
aliño de ensalada

1 Colocar el arroz en una cacerola y cubrir con 500 ml de agua. Llevar a punto de ebullición a fuego brioso. Bajar a fuego medio y dejar hervir durante 25 minutos, hasta que el arroz se ablande y el agua sea absorbida. Pasar el arroz a un recipiente para servir y dejar que se enfríe un poco.

2 Añadir el resto de ingredientes al recipiente, espolvorear la pimienta negra y mezclar. Aliñar como una ensalada.

Ensalada de boniato

450 g de boniato pelado
   y cortado en trocitos
2 cebolletas picadas
1 limón (el zumo)
1-2 dientes de ajo machacados
1 cucharada de perejil picado
1 cucharada de albahaca picada
1 cucharada de cebollino picado
1 cucharada de aceite de soja
pimienta negra recién molida

1 Poner el boniato en el cestillo de una olla al vapor a fuego alto. Dejarlo cocer durante 10 minutos. Pasarlo a un recipiente para servir y dejar enfriar.

2 Poner el resto de los ingredientes en el mismo recipiente, sazonar con la pimienta negra. Mezclar y servir.

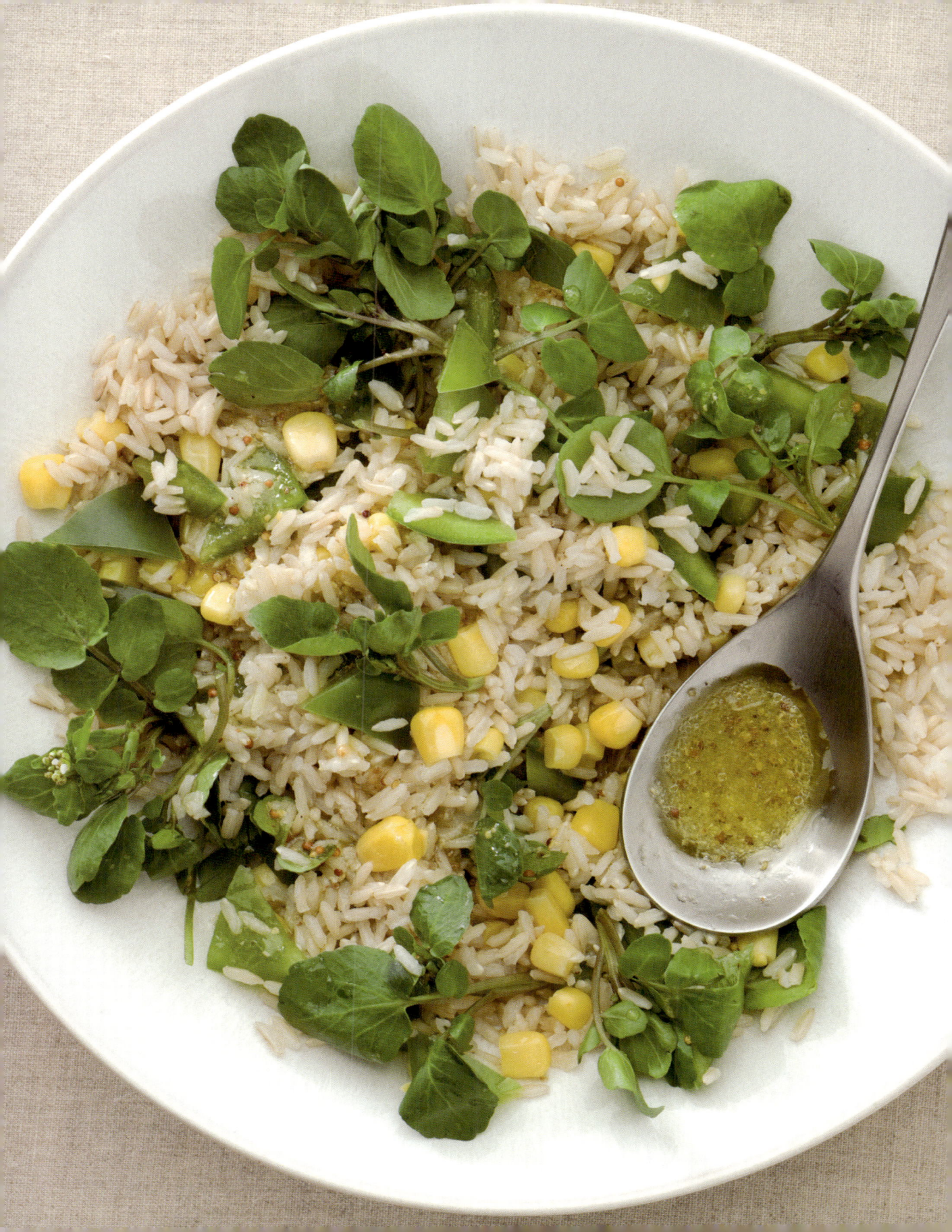

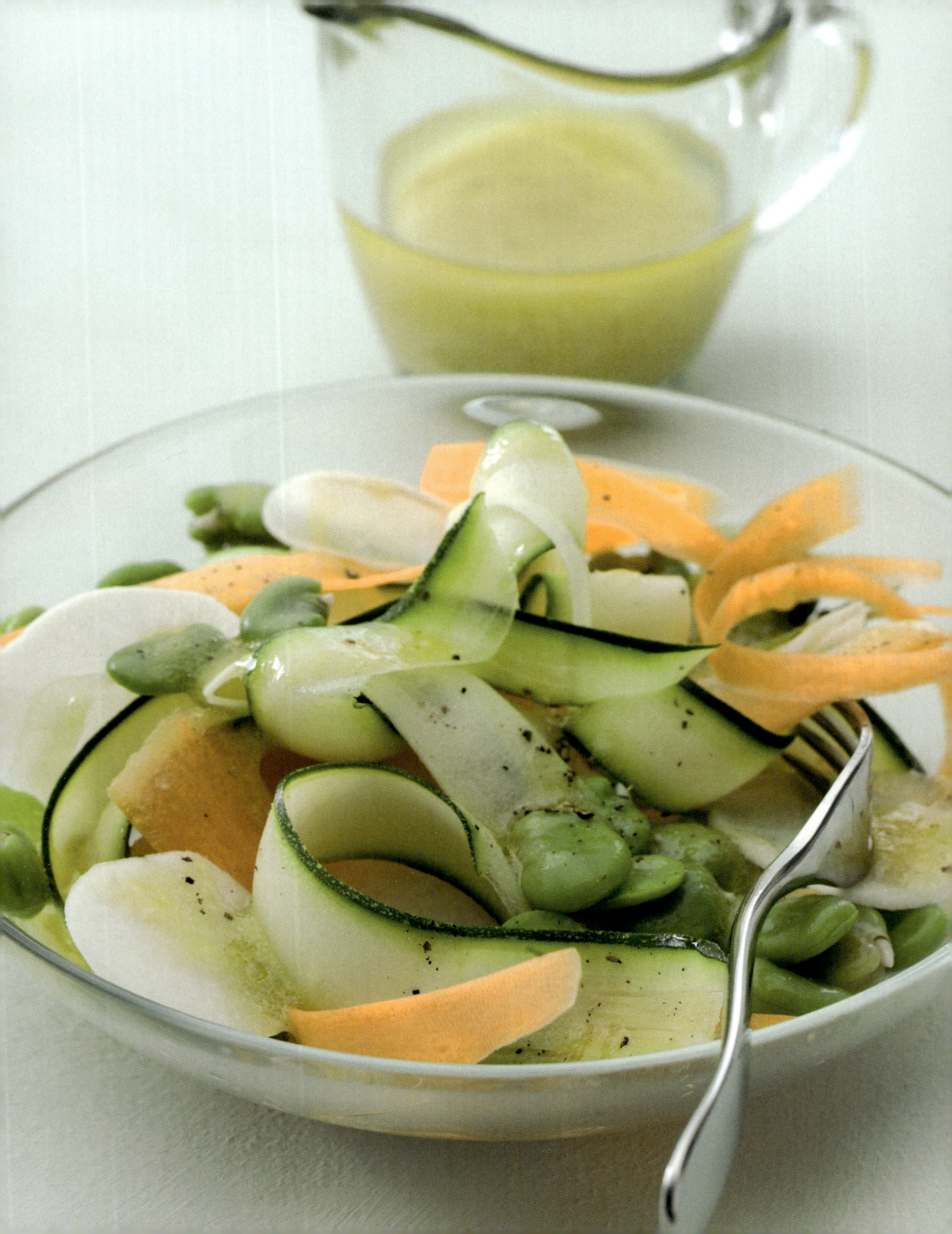

Ensalada oriental de arroz

150 g de arroz basmati
100 g de brotes de judías
100 g de brotes de soja
50 g de arroz de grano largo
o integral
50 g de guisantes
6 cebolletas cortadas muy finas
1 pimiento rojo, sin semillas y
cortado en tiras largas y finas
1 pimiento amarillo, sin semillas
y cortado en tiras largas
y finas
2 cucharadas de tamari o salsa
de soja
1 cucharada de aceite de girasol
1 cucharada de zumo de limón
pimienta negra recién molida

I   Poner los dos tipos de arroz en una cacerola y cubrirlos con agua hirviendo Cocer a fuego medio durante 12-15 minutos hasta que se ablanden. Escurrir, lavar con agua hirviendo, escurrir una vez más y dejar aparte.

2   Calentar el aceite en una sartén a fuego medio. Echar las cebolletas, los pimientos en tiras, los guisantes y los brotes de judías. Freír durante unos minutos, removiendo de vez en cuando, hasta que se ablanden y estén ligeramente dorados.

3   Añadir e tamari, el zumo de limón, los brotes de soja y el arroz ya cocinado. Sazonar con pimienta negra. Continuar friendo, removiendo de vez en cuando, hasta que todo esté cubierto uniformemente. Se puede servir caliente o frío.

VARIACIÓN: Para una ensalada más sustanciosa, añadir tofu, pollo o gambas.

Ensalada de verano ◂●

225 g de habas frescas
desgranadas
55 g de espinacas baby
4 zanahorias peladas y cortadas
en tiras longitudinales
4 nabos tiernos pelados
y cortados en tiras
longitudinales
2 calabacines cortados en tiras
longitudinales
pimienta negra recién molida
aliño de ensalada (para
acompañar)

I   Poner las habas en el cestillo de una olla al vapor y cocerlas a fuego alto durante 5 minutos, hasta que estén ligeramente cocidas. Pasarlas a un recipiente para servir y dejar que se enfríen completamente.

2   Poner el resto de los ingredientes en el mismo recipiente de servicio, mezclarlos y servir con el aderezo de ensalada.

Ensalada niçoise con aderezo de soja

200 g de judías finas
100 g de aceitunas negras
10 tomates cherry cortados
    por la mitad
8 patatas pequeñas cortadas
    por la mitad
4 filetes de atún
3 huevos
1 lechuga romana tierna con
    las hojas partidas en trozos
    grandes
aceite de oliva para pintar

ADEREZO
150 g de tofu sedoso
100 ml de leche de soja sin
    edulcorantes
2 cucharadas de zumo de lima
1 diente de ajo troceado
1 cucharadita de mostaza de
    Dijon
pimienta negra recién molida

1   Meter los huevos en una cacerola pequeña y cubrirlos con agua fría. Llevarlos a ebullición a fuego alto. Cuando rompa el hervor, reducir el fuego al mínimo y dejar hervir durante 5 minutos. Retirarlos del fuego, quitar el agua de la cacerola y ponerlos debajo del grifo de agua fría durante 1 minuto. Dejar los huevos con agua fría durante 2 minutos, después pelarlos y reservar.

2   Poner las patatas en una cacerola y cubrirlas con agua fría. Llevarlas a punto de ebullición a fuego alto. Reducir a fuego medio y dejarlas hervir durante 10 minutos, o hasta que estén blandas. Quitar el agua y dejar que se enfríen.

3   Precalentar el horno al máximo. Pintar ligeramente los filetes de atún con el aceite de oliva y meterlos en el horno durante 2-3 minutos por cada lado, hasta que estén dorados por la parte exterior y ligeramente rosados por el medio. Cortar el atún en trozos con un tenedor.

4   Poner las judías en el cestillo de una olla al vapor y cocinarlas durante 5 minutos. Retirarlas del fuego y lavarlas bajo el grifo de agua fría, escurrirlas bien y pasarlas a una ensaladera grande.

5   Cortar los huevos por la mitad y añadirlos a las judías. Incorporar las patatas, el atún, los tomates, las aceitunas y la lechuga. Mezclarlo todo bien.

6   Poner todos los ingredientes del aderezo en una batidora. Batir hasta que la mezcla quede cremosa. Sazonar ligeramente con pimienta, aliñar la ensalada con el aderezo y servir.

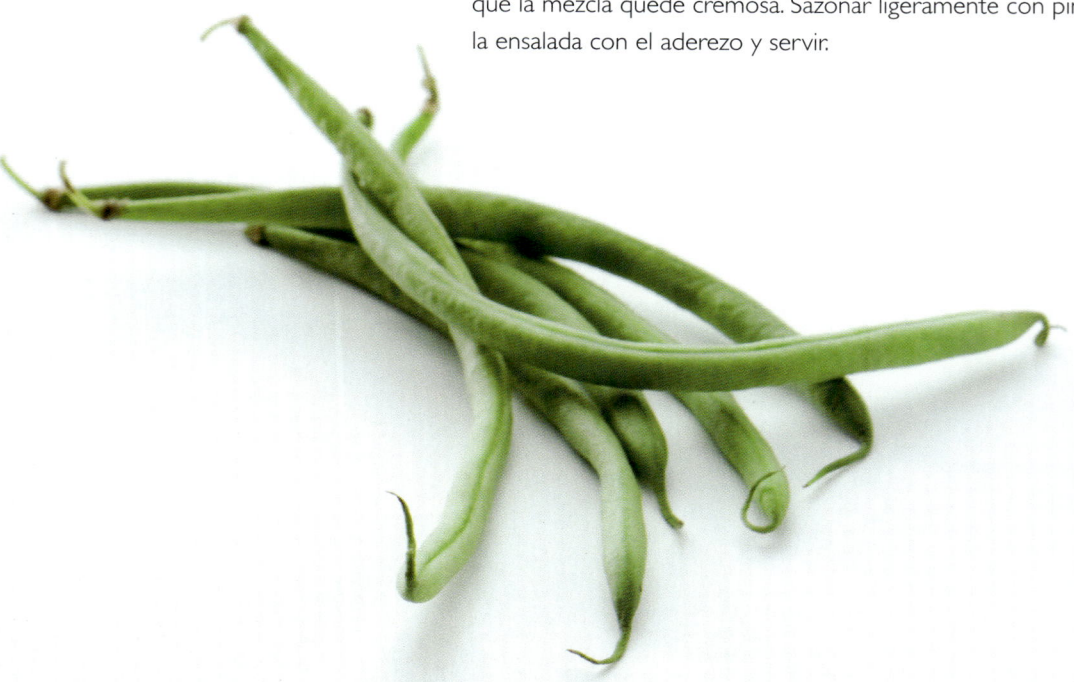

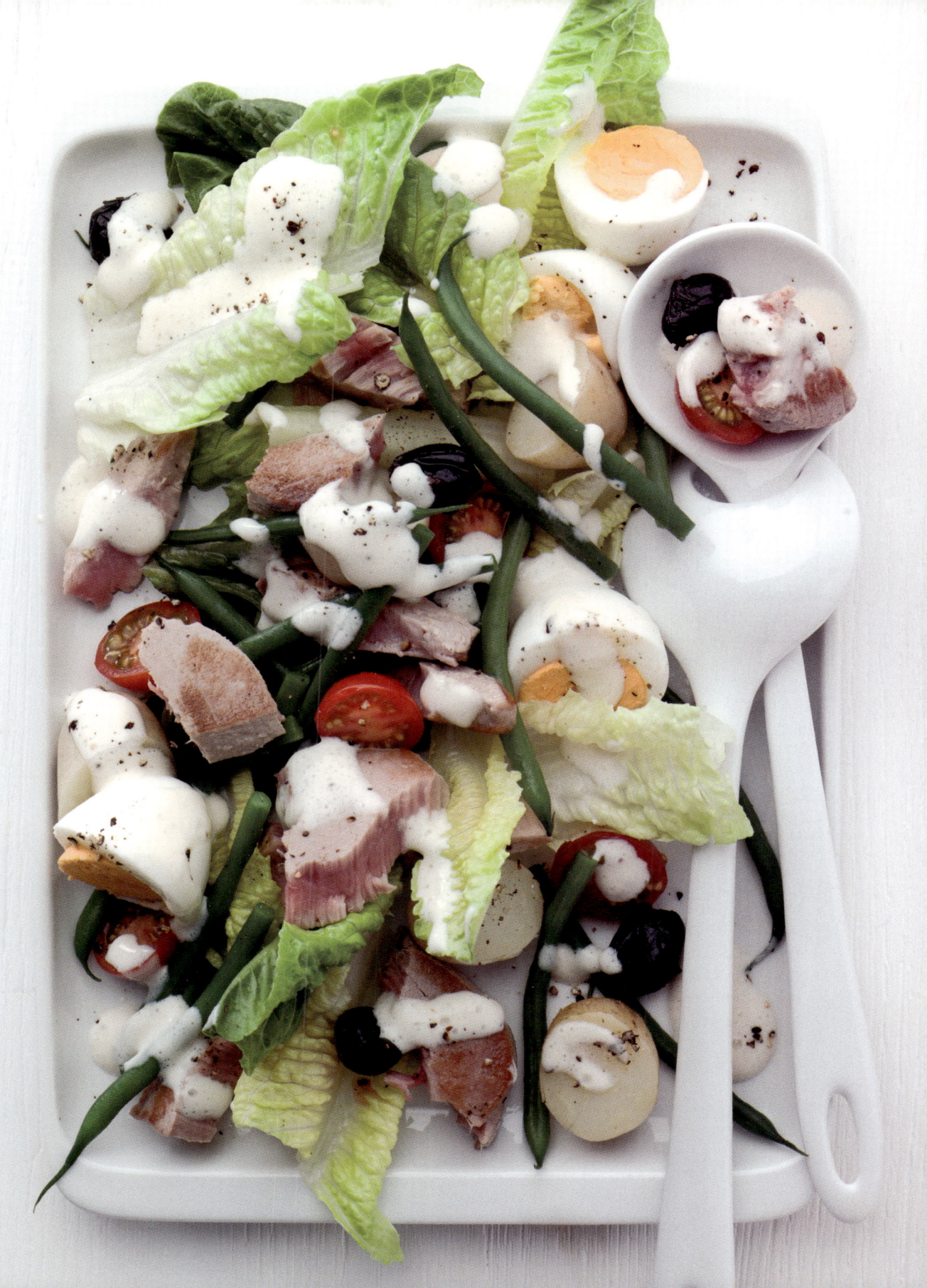

Ensalada de cacahuete y manzana

75 g de cacahuetes sin tostar
    y sin sal
4 manzanas peladas, sin semillas
    y cortadas en cuartos
6 hojas de apio troceadas
½ pepino cortado en bastones
1 manojo de cebolletas en rodajas
zumo de medio limón
aliño de ensalada (para
    acompañar)

1   Cortar cada cuarto de manzana en tres trozos y mojarlos en el zumo de limón para evitar la oxidación.

2   Poner los trozos de manzana en una ensaladera, añadir el resto de los ingredientes, mezclarlos y servir con aderezo de ensalada.

Ensalada de escarola, fruta y frutos secos

3 naranjas
2 manzanas sin semillas
    y cortadas en cuñas
2 escarolas troceadas
75 g de uva sin semillas
25 g de almendras laminadas
25 g de nueces troceadas
1 cucharada de zumo de limón

1   Poner las hojas de escarola en una ensaladera.

2   Rallar la cáscara de una naranja en un bol grande. Pelar las naranjas, trocear los gajos y meterlos en el bol. Añadir los frutos secos, las manzanas, la uva y el zumo de limón. Mezclarlo todo bien y verterlo sobre la escarola.

3   Enfriar en la nevera durante 10 minutos y después servir.

Ensalada de col

50 g de pasas
5 zanahorias ralladas en trozos
    grandes
1 repollo blanco, sin el tallo,
    cortado en tiras finas
1 manzana grande rallada en
    trozos grandes
4 cucharadas de yogur de soja
4 cucharadas de mayonesa
    de soja
pimienta negra recién molida

1   Poner el repollo, las zanahorias, las manzanas y las pasas en una ensaladera.

2   Mezclar el yogur de soja y la mayonesa en una taza. Sazonar con la pimienta. Verter este aderezo sobre la ensalada, mezclarla bien y servir.

Ensalada de legumbres

115 g de judías rojas
115 g de judías blancas
115 g de garbanzos
115 g de habas tiernas
2 ramitas de tomillo
1 hoja de laurel
1 diente de ajo machacado
1 cebolla finamente cortada
2 cucharadas de aceite de oliva
   virgen extra
2 cucharadas de perejil
   finamente cortado
1 cucharadita de comino molido

1 Poner las judías rojas, las judías blancas y los garbanzos en un bol, cubrirlos con agua fría y dejar en remojo toda la noche, o al menos 12 horas.

2 Escurrir y lavar bien. Poner las legumbres en una cacerola, cubrirlas con agua fría y llevar a ebullición a fuego alto. Hervir durante 10 minutos. Luego, reducir el fuego al mínimo y añadir la hoja de laurel y el tomillo. Tapar y dejar hervir a fuego lento durante 1-1 ½ horas, hasta que se ablanden. Escurrir y dejar que se enfríen.

3 Poner las habas en el cestillo de una olla al vapor y cocinarlas a fuego alto durante 5 minutos, hasta que estén ligeramente cocidas. Apartar y dejar que se enfríen.

4 Poner el ajo en una ensaladera para servir y echar el aceite. Añadir las judías, los garbanzos y las habas; y después el perejil, la cebolla y el comino. Mezclarlo todo y servir.

Ensalada de naranja y aguacate

4 tomates en rodajas
4 naranjas peladas y separadas
   en gajos
2 aguacates pelados, deshuesados
   y troceados
2 cebolletas finamente cortadas
12 hojas de lechuga

ADEREZO
2 cucharadas de zumo de limón
2 cucharadas de zumo de naranja
2 cucharaditas de aceite
   de semillas de lino
1 cm de jengibre pelado
   y cortado fino

1 Poner los aguacates, los tomates, las naranjas, las cebolletas y las hojas de lechuga en una ensaladera. Mezclar todos los ingredientes del aderezo en una taza y echarlo sobre la ensalada. Remover y servir.

Ensalada de manzana, apio y remolacha

2 remolachas grandes peladas
 y cortadas en rodajas

2 manzanas sin semillas
 y cortadas en cuña

2 ramas de apio cortadas
 en daditos

2 cucharadas de nueces
 machacadas

ADEREZO FRANCÉS

4 cucharadas de aceite
 de oliva virgen extra

2 cucharadas de vinagre

1 cucharada de mostaza
 de Dijon

1 cucharada de miel clara

1 cucharada de mayonesa

pimienta negra recién molida

1 Poner la remolacha en el cestillo de una olla al vapor a fuego medio
 y cocer durante 20 minutos o hasta que se ablanden. Colocar en un
 recipiente y dejar que se enfríen.

2 Echar las manzanas, el apio y las nueces en el mismo recipiente y remover.

3 Para hacer el aderezo, mezclar la mostaza, la miel y la mayonesa en un bol
 pequeño. Mezclar el aceite de oliva y el vinagre en un recipiente aparte.
 Agregar lentamente el aceite y el vinagre a la mezcla de mostaza, sin dejar
 de batir, hasta que se vuelva cremoso. Distribuir el aderezo encima de la
 ensalada, espolvorear la pimienta y servir.

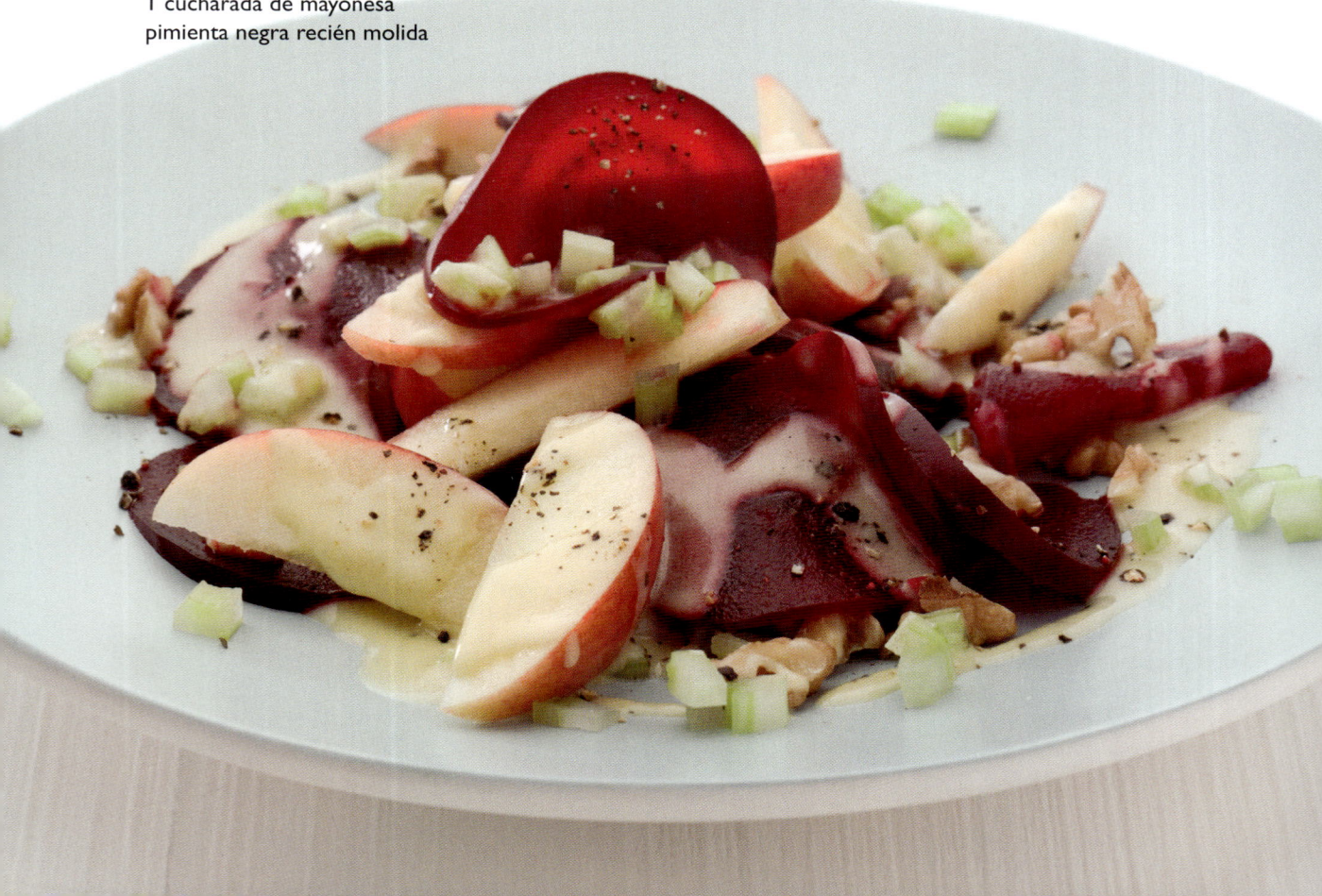

Huevos cocidos rebozados con lentejas y aderezo de tofu

170 g de lentejas
4 huevos
2 cebollas grandes cortadas finas
1 huevo batido
1 diente de ajo machacado
1 ½ cucharada de aceite de girasol
1 cucharada de albahaca
1 cucharada de zumo de limón
1 cucharada de sésamo
pimienta negra recién molida
ensalada (para acompañar)

ADEREZO
100 g de tofu sedoso
2 cebolletas finamente cortadas
1 limón (el zumo)
3 cucharadas de pasta tahini
1 cucharada de salsa de soja tamari
1 cucharada de cebollino finamente cortado
1 cucharada de perejil finamente cortado

I   Poner las lentejas en una cacerola y cubrirlas con agua fría. Llevar a punto de ebullición a fuego alto, luego reducir a fuego medio y dejar hervir durante 30 minutos o hasta que se ablanden. Escurrir y reservar.

2   Poner los huevos en una cacerola pequeña y cubrir con agua fría. Llevar a punto de ebullición a fuego alto, luego reducir a fuego medio y dejar hervir durante 5 minutos. Sacar del fuego, escurrir el agua y poner los huevos bajo agua fría durante 1 minuto. Dejar los huevos en el recipiente de agua fría durante 2 minutos. Pelarlos y reservar.

3   Precalentar el horno a 180 °C. Calentar la mitad del aceite en una sartén a fuego medio y freír las cebollas durante 6-8 minutos, hasta que se ablanden y se doren. Agregar el ajo, las lentejas, las hierbas y el zumo de limón Sazonar con pimienta negra. Mezclar bien con un tenedor, añadiendo un poco del huevo batido para unirlo todo si fuera necesario.

4   Hundir los huevos hervidos en el huevo batido y cubrir con un cuarto de la mezcla de las lentejas. Pintar una vez más con el huevo batido y rodarlos por las semillas de sésamo. Cortar cuatro pliegos de papel de aluminio lo suficientemente grandes como para envolver cada huevo. Pintar los huevos con el resto del aceite, envolver con el papel de aluminio, poner en una bandeja y hornear durante 15 minutos.

5   Para preparar el aderezo, meter el tofu, el zumo de limón, la pasta tahini y la salsa tamari en una batidora. Batir hasta que la mezcla quede cremosa, luego echar las cebolletas, el cebollino y el perejil, y remover.

6   Sacar los huevos del horno y retirar el papel de aluminio con cuidado. Servir los huevos inmediatamente con el aderezo y la ensalada.

Sopa de manzana y chirivía

6 chirivías grandes peladas
  y cortadas en trozos
1 manzana pelada, sin semillas
  y cortada en trozos
1 cebolla cortada en daditos
1,2 l de caldo de verduras
150 ml de leche desnatada
1 cucharada de aceite de oliva
pimienta negra recién molida

1   Calentar el aceite de oliva en una cacerola a fuego entre medio y bajo. Freír las cebollas durante 3 minutos aproximadamente, hasta que se vuelvan transparentes.

2   Colocar las chirivías y la manzana en la cacerola y agregar el caldo. Llevar a punto de ebullición a fuego medio, luego reducir a fuego lento y tapar. Hervir durante 30 minutos o hasta que las chirivías estén muy blandas.

3   Dejar que la sopa se enfríe durante 10 minutos, luego pasar a una batidora y batir hasta que la mezcla quede cremosa.

4   Volver a colocar la sopa en la cacerola, agregar la leche y recalentar a fuego lento. Sazonar con pimienta negra y servir.

Sopa de berros ➤➤

50 g de margarina de soja
6 patatas cortadas en dados
1 cebolla cortada muy fina
1 l de caldo de verduras
6 manojos de berros cortados
  y unas ramitas extra para
  adornar
una pizca de nuez moscada
pimienta negra recién molida

1   Derretir la margarina en una sartén a fuego lento, añadir la cebolla y freír durante 5 minutos, o hasta que la cebolla se ponga transparente. Agregar las patatas, el caldo y la nuez moscada, cubrir con una tapa y hervir durante 15 minutos hasta que las patatas se cuezan. Agregar el berro y hervir durante 10 minutos más hasta que los ingredientes se mezclen.

2   Dejar enfriar la sopa durante 10 minutos. Verterla en una batidora y batir hasta que la mezcla quede cremosa. Sazonar con pimienta negra y servir con ramitas de berro.

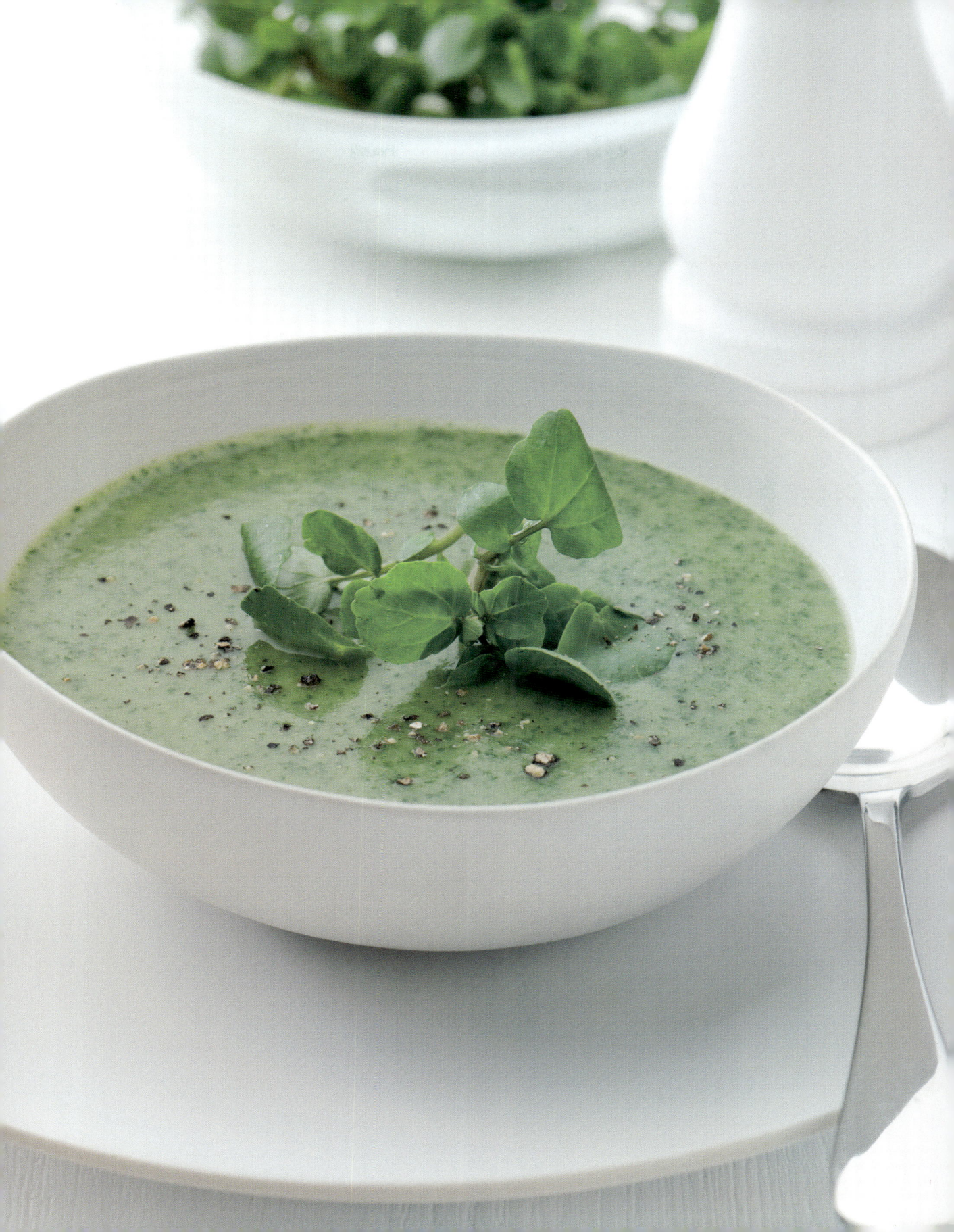

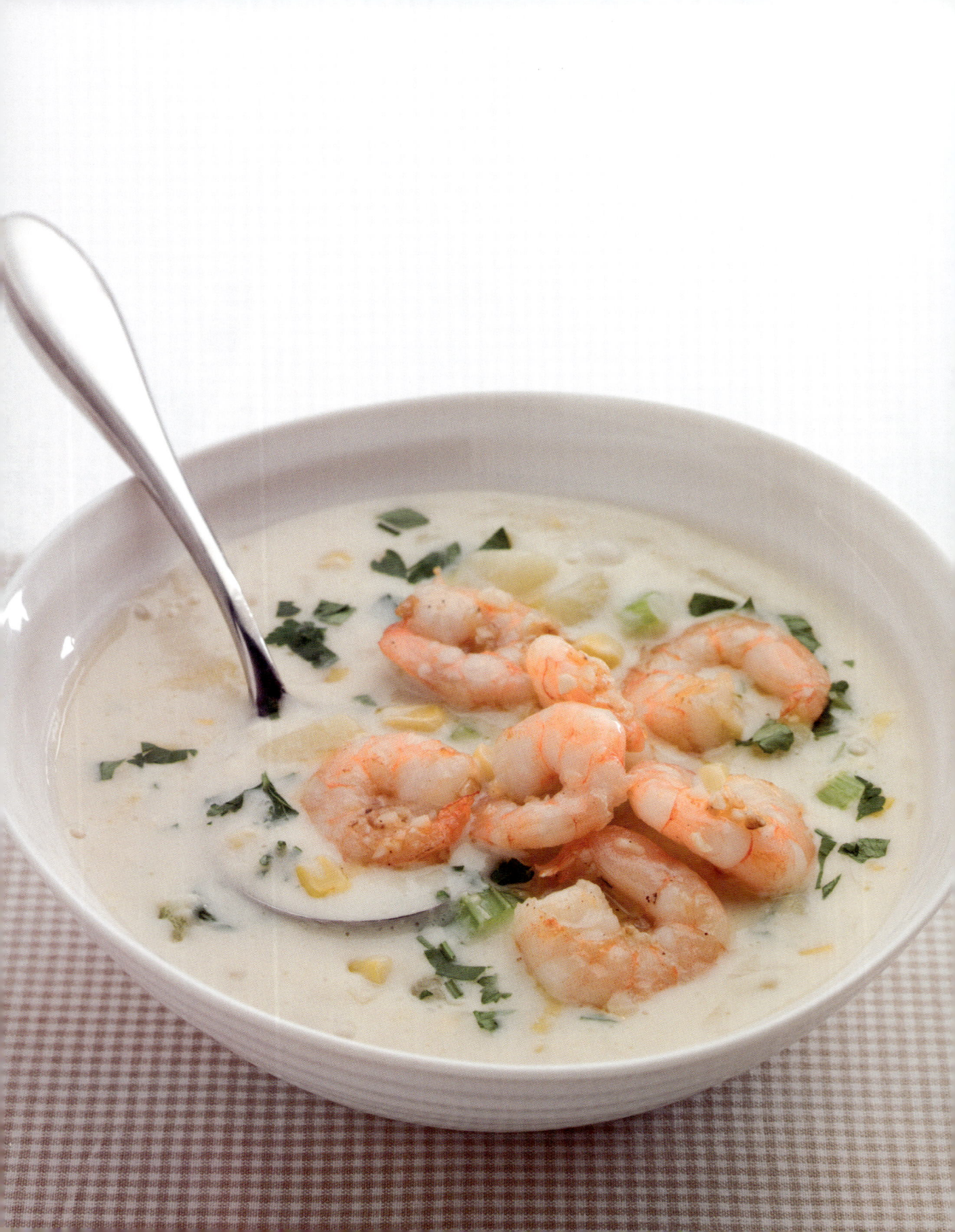

Crema de maíz con gambas al ajillo ◄•

250 g de gambas crudas peladas
200 g de maíz dulce lavado
  y escurrido
3 dientes de ajo cortados finos
1 patata en daditos
1 cebolla pequeña cortada fina
750 ml de leche de soja sin
  edulcorantes
2 cucharadas de aceite de oliva
4 puñados de hojas de perejil
  picadas
1 rama de apio cortada en
  dados
1 cubito de caldo vegetal
pimienta negra recién molida

1 Calentar 1 cucharada de aceite de oliva en una cacerola a fuego medio. Añadir la cebolla y un tercio del ajo. Cocinar durante 3 minutos, hasta que la cebolla esté transparente, removiendo de vez en cuando. Añadir la patata y cocinar 2 minutos más hasta que las patatas se hagan por dentro. Añadir el maíz, el apio y la leche de soja. Sazonar con pimienta negra y remover. Agregar el cubito de caldo desmenuzado, cubrir con una tapa y llevarlo a punto de ebullición a fuego alto. Reducir a fuego lento y hervir durante 10 minutos o hasta que las verduras estén blandas.

2 Mientras tanto, calentar la otra cucharada de aceite de oliva en una sartén a fuego medio-alto. Añadir el resto del ajo y las gambas. Freír, removiendo con frecuencia, durante 2 minutos o hasta que las gambas estén rosadas.

3 Sacar del fuego, añadir el perejil y mezclar bien. Echar la crema en boles y servir con las gambas por encima.

Sopa de pollo y fideos

250 g de fideos (noodles) soba
250 g de setas shiitake
2 pechugas de pollo, sin hueso
  ni piel, cortadas en tiras
1 cabeza de brócoli cortada
  en ramitas
1 diente de ajo finamente
  cortado
1 l de caldo de pollo
2,5 cm de raíz de jengibre
  pelada y rallada
2 ramas de hierba limón
  finamente cortadas

1 Poner el caldo en una olla grande y añadir el ajo, el jengibre y la hierba limón. Tapar y llevarlo a punto de ebullición a fuego medio. Bajar el fuego al mínimo, añadir el pollo y hervirlo de 8 a 10 minutos, hasta que el pollo esté hecho por dentro. Añadir las setas y el brócoli. Hervir durante 6 minutos más hasta que el brócoli esté ligeramente cocido.

2 Poner los fideos soba en una cacerola grande y cubrirlos con agua hirviendo. Cocinar a fuego medio hasta que estén al dente, removiendo de vez en cuando. Escurrir, lavarlos con agua hirviendo y volver a escurrir.

3 Repartir los fideos en cuencos, verter la sopa con un cucharón y servir.

Sopa de soja verde y verduras

225 g de judías de soja verde
   escurridas y lavadas
   o congeladas
1 l de caldo de verduras
2 zanahorias grandes ralladas
2 puerros cortados en finas
   rodajas
1 chirivía grande pelada
   y rallada
1 puñadito de tomillo cortado
pimienta negra recién molida

1 Lavar bien las judías de soja verde (o edamame) y escurrir. Poner en una cacerola, verter el caldo y llevarlo a punto de ebullición a fuego alto. Bajar el fuego al mínimo, tapar y hervir durante 5 minutos hasta que estén blandas.

2 Verter la sopa en una batidora y batir hasta que esté cremosa. Poner otra vez en la cacerola y añadir la zanahoria rallada, la chirivía y los puerros. Hervir 10 minutos. Añadir el tomillo y hervir durante 5 minutos más. Sazonar con la pimienta y servir.

Sopa de champiñones y menta

225 g de champiñones
50 g de margarina de soja
4 patatas grandes cortadas
   en trozos
1 cebolla pequeña cortada
   en trozos
1 limón (el zumo y la cáscara)
900 ml de caldo de pollo
150 ml de leche de soja sin
   edulcorantes
2 cucharadas de hojas de menta
   finamente cortadas
1 cucharada de hojas
   de romero cortadas
1 cucharada de harina común
pimienta negra recién molida

1 Poner las patatas y las cebollas en una cacerola grande. Añadir el caldo, el zumo y la cáscara de limón, y las hojas de romero. Sazonar con la pimienta. Tapar y llevar a punto de ebullición a fuego medio, luego reducir el calor a fuego lento. Dejar hervir, removiendo de vez en cuando, durante 25 minutos, o hasta que los vegetales se ablanden. Dejar enfriar unos 10 minutos, pasar a una batidora y batir hasta que la mezcla esté cremosa.

2 Mientras tanto, derretir la margarina en una cacerola pequeña a fuego lento. Agregar los champiñones y remover hasta que queden completamente empapados por la margarina. Cocinar durante 10 minutos, removiendo de vez en cuando, hasta que los champiñones se pongan de color oscuro. Espolvorear la harina sobre los champiñones, remover con suavidad y reservar.

3 Retornar la sopa a la cacerola y agregar los champiñones. Poner sobre el fuego a media intensidad y esperar a que hierva, removiendo de vez en cuando. Reducir el calor a fuego lento, echar la menta y la leche, y cocinar poco más de 5 minutos, hasta que los sabores se hayan mezclado. Sazonar con la pimienta y servir.

COMIDAS   **91**

Hummus

225 g de garbanzos
150 g de sésamo
5 dientes de ajo
3 limones (el zumo)
2 cucharadas de pasta tahini
2 cucharadas de aceite de soja
una pizca de pimentón
   (opcional)
galletas de arroz (para
   acompañar)

1 Dejar los garbanzos en remojo toda la noche o por lo menos 12 horas antes.

2 Escurrir los garbanzos y lavarlos bien. Poner en una cacerola, cubrir con agua fría y llevar a punto de ebullición a fuego alto. Dejar que hiervan durante 10 minutos, luego reducir el calor a fuego lento. Tapar y dejar hervir durante 1 hora, u hora y media, para que se ablanden. Escurrir y dejar enfriar.

3 Poner las semillas de sésamo, la pasta tahini, el aceite, el ajo y la mitad del zumo de limón en una batidora y batir hasta que la mezcla quede cremosa. Gradualmente, ir añadiendo los garbanzos y el resto del zumo de limón, y seguir mezclando. Añadir la pizca de pimentón para darle un toque picante si se desea. Servir con las galletas de arroz.

Paté de zanahoria y albaricoque

75 g de albaricoques secos
   sin azufre, cortados finos
75 g de tofu sedoso
25 g de zanahoria rallada
25 g de almendras molidas
1 cucharada de zumo de limón
1 cucharadita de cardamomo
   molido
1 cucharadita de nuez moscada
margarina de soja para engrasar
pimienta negra recién molida
ensalada verde y tostadas
   (para acompañar)

1 Precalentar el horno a 200 °C y engrasar un pequeño molde con margarina de soja. Poner los albaricoques en una cacerola y cubrirlos con 75 ml de agua. Llevar a punto de ebullición a fuego medio, reducir el fuego al mínimo y hervir durante 10 minutos, o hasta que estén blandos.

2 Introducir el resto de ingredientes en un bol y remover con una cuchara de madera. Añadir los albaricoques y lo que quede del líquido de hervirlos y mezclar bien. Sazonar con pimienta.

3 Verter la mezcla en el molde, cubrirlo con papel de aluminio y hornearlo durante unos 45 minutos, hasta que esté firme al tacto.

4 Sacar el molde del horno y dejar que se enfríe completamente. Meterlo en la nevera durante 30 minutos. Desmoldar, cortar en rodajas y servirlo con ensalada y tostadas.

Salteado de tofu, judías y hierbas ••

300 g de judías verdes
250 g de tofu cortado
   en daditos
4 cebolletas en rodajas finas
2 dientes de ajo machacados
3 cucharadas de una mezcla de
   hierbas (como tomillo, perejil,
   cebollino o perifollo)
2 cucharadas de aceite de soja
2 cucharadas de salsa de soja
   tamari
pimienta negra recién molida
arroz o fideos (para acompañar)

1 Calentar una cucharada de aceite en una sartén o en un wok a fuego alto. Añadir el tofu y el ajo y saltear durante 2 minutos hasta que el tofu absorba el sabor del ajo. Sacar el tofu con una espumadera y escurrirlo sobre papel de cocina.

2 Calentar el aceite restante en la sartén, añadir las judías verdes y freírlas a fuego medio durante 4 minutos, hasta que las judías estén ligeramente cocidas. Añadir las hierbas, la cebolleta y el tamari. Saltear durante 1 minuto.

3 Volver a poner el tofu en la sartén y saltearlo durante otro minuto hasta que los sabores se hayan mezclado. Sazonar con pimienta y servir inmediatamente con arroz o fideos.

Tempeh con col china y fideos

450 g de tempeh cortado
   en daditos de 2,5 cm
200 g de fideos (noodles)
   de huevo
200 g de col china, en hojas
   separadas
1 cucharada de aceite de oliva

MARINADO
3 dientes de ajo finamente
   cortados
2 cebollas finamente cortadas
2 limones (el zumo)
1 manzana pelada, sin semillas
   y troceada
200 ml de aceite de sésamo
200 ml de vinagre de manzana
60 ml de salsa tamari
12 clavos
2,5 cm de raíz de jengibre,
   pelada y en rodajas
2 cucharaditas de pimienta
   negra en grano machacada
1 ramita de canela

1 Poner el tempeh en una fuente de horno. Mezclar todos los ingredientes del marinado en un recipiente grande y echarlos sobre el tempeh. Cubrir con una tapa y dejar marinar en la nevera de 6 a 8 horas, o toda la noche.

2 Precalentar el horno a 150 °C. Hornear el tempeh marinado durante 1 hora, o hasta que esté dorado y firme.

3 Unos 10 minutos antes de que el tempeh termine de cocinarse, poner los fideos en un recipiente grande resistente al calor y cubrirlos con agua hirviendo. Dejar durante 5 minutos y después escurrir y lavar bien.

4 Calentar el aceite de oliva a fuego alto. Añadir la col china y saltear durante 2 minutos o hasta que los tallos se ablanden. Agregar los fideos y freír durante 1 minuto.

5 Servir inmediatamente la col china y los fideos con el tempeh.

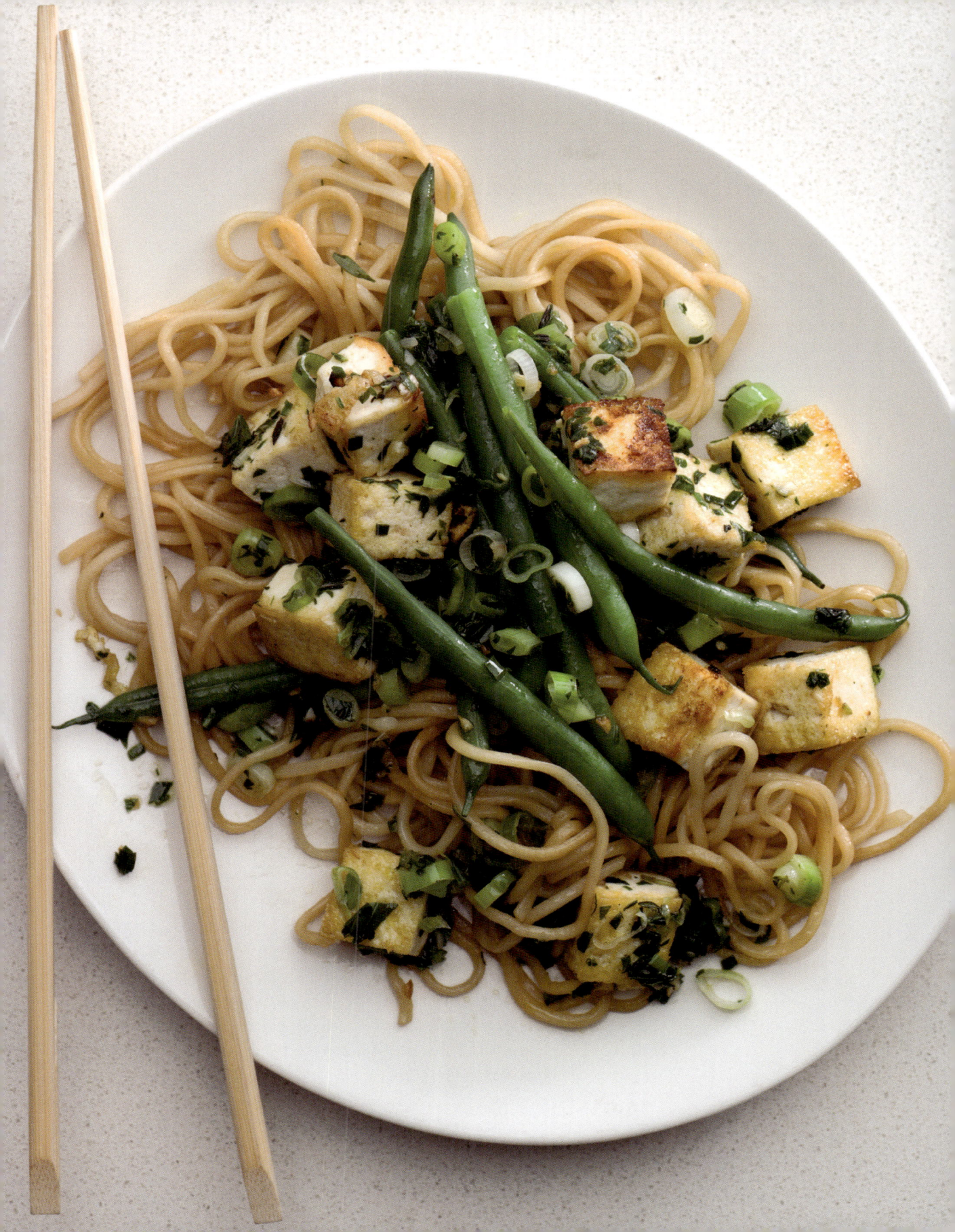

Tempeh turco sobre pan de pita

300 g de tempeh en rodajas
    finas
115 g de cacahuetes
    machacados
110 g de hummus (véase
    pág. 91)
50 g de arroz integral
4 panes de pita ligeramente
    tostados
2 tomates en dados
8 hojas de lechuga
    desmenuzadas
2 cucharadas de aceite de soja

I   Poner el arroz en un colador y lavar bien con agua fría. Meterlo en una cacerola y cubrirlo con agua. Llevar a punto de ebullición y luego bajar a fuego lento. Dejar hervir durante 25 minutos hasta que se ablande. Escurrir y reservar. Dejar la tapa puesta para preservar el calor.

2   Calentar el aceite a fuego medio, agregar el tempeh y freír durante 2 minutos por cada lado hasta que se dore.

3   Untar el hummus en el pan de pita y luego repartir el tempeh encima. Añadir una capa de arroz, luego una de tomate, otra de lechuga y una última de cacahuetes. Servir templado.

Patatas asadas con judías de soja picantes

450 g de judías de soja seca
4 patatas grandes para asar,
    lavadas y cortadas en rodajas
2 dientes de ajo troceados
1 cebolla grande troceada
1 l de caldo de verduras
185 ml de tomate rallado
150 ml de melaza
150 ml de mostaza de Dijon
2 cucharadas de vinagre de
    manzana
2 cucharadas de aceite de soja
1 cucharada de salsa tamari
3 hojas de laurel
1 ramita de canela de 5 cm

I   Lavar los granos de soja y escurrir. Poner en un bol grande y cubrir con agua fría. Dejar en remojo toda la noche, o por lo menos 12 horas antes de cocinar.

2   Escurrir las judías y lavarlas bien. Colocar en una cacerola, cubrir con agua fría y llevar a punto de ebullición a fuego alto. Hervir durante 10 minutos. Luego reducir el calor a fuego lento. Agregar las hojas de laurel, tapar y hervir durante 2 horas o hasta que se ablanden. Escurrir y dejar que se enfríen.

3   Mientras tanto, precalentar el horno a 200 °C. Hornear las patatas durante 1 hora o hasta que estén blandas. Reservar.

4   Calentar el aceite en una cacerola a fuego medio y freír la cebolla y el ajo durante 3 minutos, hasta que la cebolla esté transparente. Agregar la canela y cocinar durante 1 minuto, removiendo con frecuencia. Incorporar el tomate rallado, la melaza, la mostaza, las judías de soja y el caldo. Llevar a punto de ebullición. Cubrir la cacerola, reducir el calor y dejar hervir durante 1 hora, hasta que los sabores se mezclen. Remover una vez durante este tiempo y agregar más caldo si fuese necesario.

5   Añadir el vinagre y la salsa tamari. Retirar la rama de canela y servir las judías inmediatamente, incorporando las patatas con una cuchara.

Arancini de romero

220 g de arroz para risotto
220 g de pan rallado
60 g de queso mozzarella
   cortado en daditos de 1 cm
40 g de mantequilla
500 ml de leche de soja sin
   edulcorantes
500 ml de caldo de pollo
500 ml de aceite de girasol para
   freír
2 huevos batidos
1 cebolla cortada en trozos
   pequeños
1 diente de ajo machacado
12 ramitas de romero
ensalada (para acompañar)

1 Verter la leche de soja y el caldo en una cacerola. Colocar sobre fuego medio hasta que hierva. Apartar del fuego y dejar que se enfríe durante 5 minutos. Reservar.

2 Calentar la mantequilla en un cacerola grande a fuego medio. Freír la cebolla y el ajo durante 2-3 minutos o hasta que se ablanden. Incorporar el arroz y remover durante 1 minuto hasta que el arroz se aclare. Reducir el calor al mínimo, añadir un cucharón de la mezcla de leche de soja y caldo, y remover hasta que el líquido haya sido absorbido. Agregar más líquido poco a poco, removiendo continuamente hasta que se absorba. Sacar del fuego, dejar aparte y dejar que se enfríe durante 5 minutos.

3 Dividir el risotto en doce partes y hacer un bola con cada una. Presionar suavemente con el dedo pulgar en cada bola para hacer un agujero y colocar un dado de queso mozzarella dentro. Taponar el agujero con un poco de la mezcla de arroz y rodar para que la superficie se empareje. Refrigerar las bolas durante 30 minutos.

4 Calentar el aceite en una sartén a fuego medio. Sacar las bolas de arroz de la nevera. Mojar las bolas en el huevo batido y luego hacerlas rodar por el pan rallado hasta que estén cubiertas del todo. Freír en aceite hasta que se doren. Sacar del aceite con una espumadera y depositar sobre papel de cocina para absorber el exceso de grasa. Servir con ensalada.

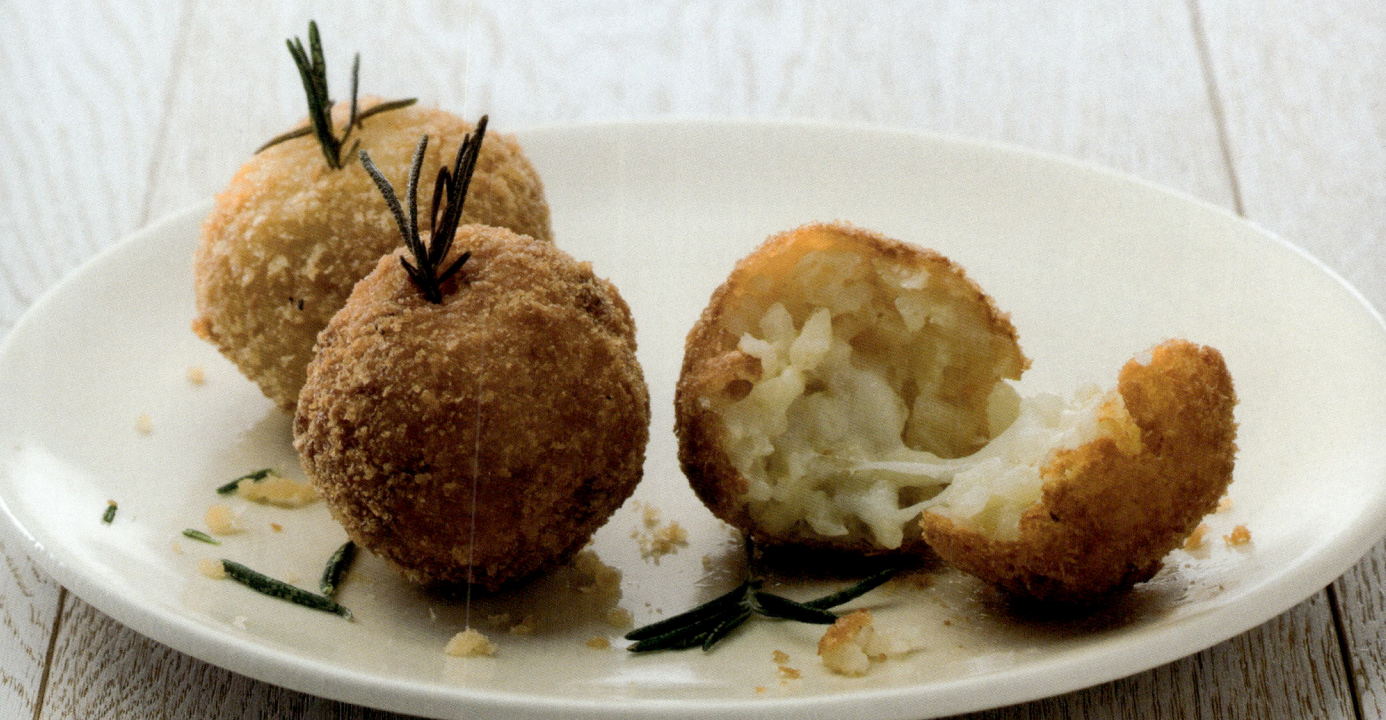

Caparazones de patata con brócoli y relleno de tofu

285 g de tofu

225 g de brócoli cortado en ramitas

100 g de champiñones picados

4 patatas grandes para hornear, lavadas y cortadas en rodajas

2 cebollas picadas

1 cucharada de aceite de girasol

¼ de cucharadita de nuez moscada

1 puñado de perejil finamente picado

1 cucharada de mostaza de Dijon

pimienta negra recién molida

ensalada (para acompañar)

1 Precalentar el horno a 200 °C. Poner las patatas sobre una bandeja y hornear durante 1 hora o hasta que estén hechas por dentro.

2 Poner el brócoli en el cestillo de una olla al vapor y cocinar a fuego alto durante 6 minutos, hasta que esté blando pero que conserve el color verde brillante. Sacar de la olla y reservar.

3 Calentar el aceite en una sartén a fuego bajo y freír la cebolla durante 3 minutos, removiendo de vez en cuando hasta que esté transparente. Añadir los champiñones y continuar friendo otros 5 minutos. Remover con frecuencia. Añadir la nuez moscada, sazonar con pimienta y apartar del fuego.

4 Cortar por la mitad y longitudinalmente las patatas asadas. Vaciar el interior dejando un grueso caparazón de piel. Poner el vaciado de patata, el brócoli al vapor, el tofu, el perejil y la mostaza en un recipiente y aplastarlos para hacer una mezcla cremosa. Añadir el preparado de champiñones y cebolla, y batir bien. Rellenar los caparazones de patata con la mezcla.

5 Volver a meter las patatas en el horno durante 15 minutos o hasta que estén calientes. Servir inmediatamente con ensalada.

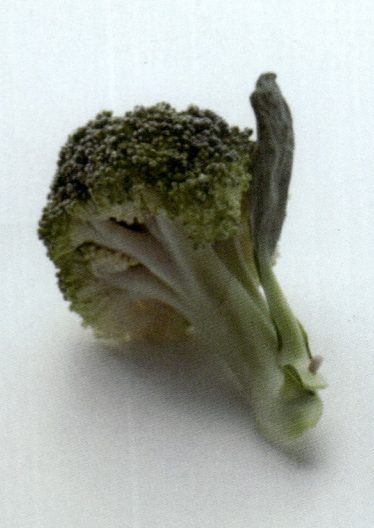
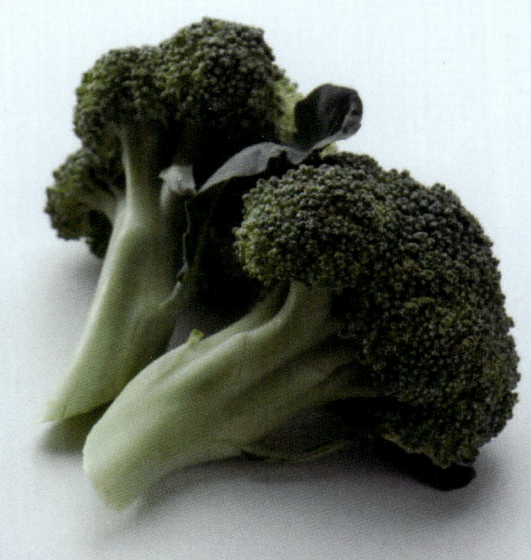

Judías de soja refritas

450 g de judías de soja seca
1 cebolla finamente cortada
1 diente de ajo machacado
1 cucharada de aceite de soja
2 cucharaditas de salsa de chile
   dulce
arroz, tacos o patatas asadas
   (para acompañar)

1 Poner la soja en un bol grande, cubrir los granos con agua fría y dejarlos en remojo toda la noche, o al menos 12 horas antes de cocinar.

2 Escurrir la soja y lavarla bien. Meterla en una cacerola grande, cubrir con agua fría y llevar a punto de ebullición a fuego alto. Hervir durante 10 minutos y después reducir el fuego al mínimo. Tapar, y dejar hervir durante 2 horas o hasta que estén blandas. Escurrir y reservar.

3 Calentar el aceite en una cacerola a fuego medio y freír la cebolla y el ajo durante 3 minutos, hasta que la cebolla esté transparente. Agregar las judías de soja y la salsa de chile dulce, y cocinar durante 2 minutos. Remover continuamente. Aplastar suavemente la mezcla con un tenedor.

4 Servir caliente con arroz, tacos o como relleno de las patatas asadas.

Hamburguesas de judías

100 g de una mezcla de judías
   secas, como judías blancas,
   de soja o pintas
2 dientes de ajo machacados
2 tomates picados
1 cebolla picada
1 cucharada de aceite de girasol
1 cucharadita de pimienta negra
½ cucharadita de polvo de chile
ensalada (para acompañar)

1 Poner las judías en un recipiente grande, cubrirlas con agua fría y dejarlas en remojo toda la noche, o al menos 12 horas.

2 Escurrir las judías y lavarlas bien. Meterlas en una cacerola grande, cubrir con agua fría y llevar a punto de ebullición a fuego alto. Hervir durante 10 minutos y después reducir el fuego al mínimo. Tapar y dejar hervir durante 1 hora o hasta que estén blandas. Escurrirlas, aplastarlas bien para hacer una pasta espesa y dejar que se enfríe.

3 Poner las judías en una fuente de servir y mezclar con el ajo, la cebolla, los tomates, la pimienta y el polvo de chile. Dividir la mezcla en ocho piezas y amasarlas en forma de bolas. Aplastarlas para formar hamburguesas.

4 Calentar el aceite en una sartén a fuego medio. Poner la mitad de las hamburguesas y freír durante 5 minutos por cada lado hasta que estén hechas. Mantenerlas calientes mientras se cocina el resto de hamburguesas. Servir con ensalada.

Tacos de judías ••

400 g de una mezcla de judías
de bote, como judías rojas
y pintas, lavadas y escurridas
75 g de soja molida
4 tomates en dados
2 aguacates pelados sin hueso
y cortados en daditos
1 cebolla finamente picada
1 pimiento verde sin semillas
y finamente picado
2 cucharadas de yogur de soja
1 cucharada de aceite de soja
2 cucharadas de puré de tomate
½ cucharadita de polvo de
cinco especias chino
8 tacos
8 hojas grandes de lechuga
troceadas

1 Poner la soja molida en un bol resistente al fuego y echar 125 ml de agua hirviendo. Dejar reposar durante 10-15 minutos hasta que el agua haya sido absorbida. Lavar y escurrir bien.

2 Mezclar el polvo de cinco especias chino con el yogur de soja y reservar.

3 Calentar el aceite en una sartén a fuego medio, echar la cebolla y el pimiento, y freír durante 3 minutos, removiendo de vez en cuando hasta que estén blandos. Añadir el puré de tomate, la mezcla de judías, la soja molida y la mezcla de yogur con especias. Verter 60 ml de agua. Cocinar durante 6 minutos o hasta que las judías estén blandas.

4 Apartar del fuego y rellenar los tacos con la mezcla. Añadir lechuga, tomate y aguacate por encima y servir.

Tortilla campera

6 huevos
3 patatas pequeñas en rodajas
2 lonchas de beicon cortadas
en tiras
1 pimiento rojo sin semillas
y cortado en tiras
1 cebolla roja cortada por
la mitad y en finas rodajas
1 puñadito de hojas de orégano
finamente picadas
125 ml de leche de soja sin
edulcorantes
2 cucharadas de aceite de oliva
pimienta negra recién molida
ensalada (para acompañar)

1 Calentar el aceite a fuego medio en una sartén apta para el horno, grande y antiadherente. Echar las patatas y el pimiento rojo. Cubrir con una tapa y freír durante 10 minutos, o hasta que las patatas se hayan cocinado. Remover de vez en cuando. Añadir la cebolla y el beicon, y cocinar 10 minutos más, hasta que el beicon esté cocido. Remover con frecuencia. Agregar el orégano y la pimienta negra.

2 Precalentar el grill a intensidad media. Batir los huevos y la leche de soja en un recipiente y verterlos sobre la mezcla de la sartén. Tapar de nuevo y cocinar a fuego medio durante 5 minutos o hasta que la base esté dorada.

3 Retirar del fuego y ponerla en el grill durante 10 minutos más o hasta que la parte superior esté dorada. Servir caliente con ensalada.

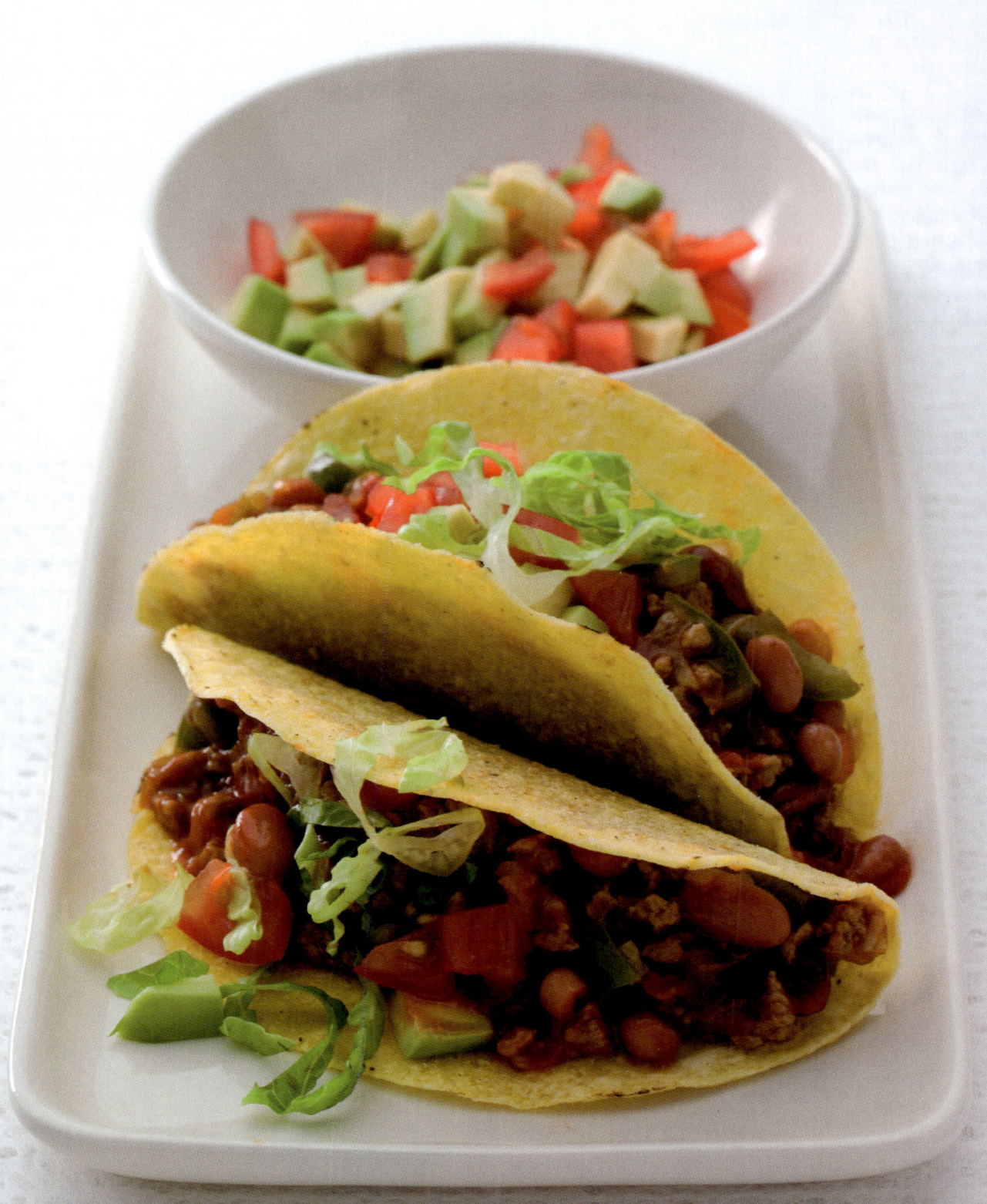

Cenas

Risotto de alcachofa y limón con salmón y espárragos

400 g de filetes de salmón

330 g de arroz para risotto

290 g de corazones
de alcachofa marinados
y cortados en rodajas

30 g de mantequilla

750 ml de leche de soja sin
edulcorantes

50 ml de caldo de pollo

2 dientes de ajos bien cortados

½ limón en conserva troceado

1 manojo de espárragos
troceados

1 cucharada de aceite de oliva
y 1 cucharada extra para
mojar el salmón

1 cebolla pequeña cortada
en rodajas finas

pimienta negra recién molida

1 Poner la leche de soja y el caldo de pollo en una cacerola a fuego medio y llevar a punto de ebullición. Reducir el calor al mínimo, cubrir con una tapa y seguir hirviendo durante 5 minutos.

2 Poner la mantequilla y el aceite en una cacerola a fuego medio hasta que estén calientes. Freír la cebolla y el ajo durante 2-3 minutos o hasta que se ablanden. Añadir el limón y el arroz. Remover de 1 a 2 minutos, o hasta que el arroz se aclare. Agregar un cucharón de la mezcla de leche de soja y caldo de pollo, bajar el calor al mínimo y remover hasta que todo el líquido haya sido absorbido. Continuar agregando el líquido y seguir removiendo durante 20 minutos o hasta que todo el líquido se absorba. Añadir las alcachofas, sazonar con pimienta y remover bien.

3 Mientras tanto, sazonar el salmón con pimienta y cubrirlo ligeramente con el aceite. Cocinar en una sartén a fuego medio durante 2 o 3 minutos por cada lado, hasta que la carne esté cocinada por completo. Pasar a un plato y cortar en trocitos con un tenedor.

4 Poner los espárragos en el cestillo de una olla al vapor y cocer a fuego alto durante 5 o 6 minutos, hasta que se cuezan del todo. Retirar de la olla y escurrir bien.

5 Servir el risotto con el salmón y los espárragos por encima.

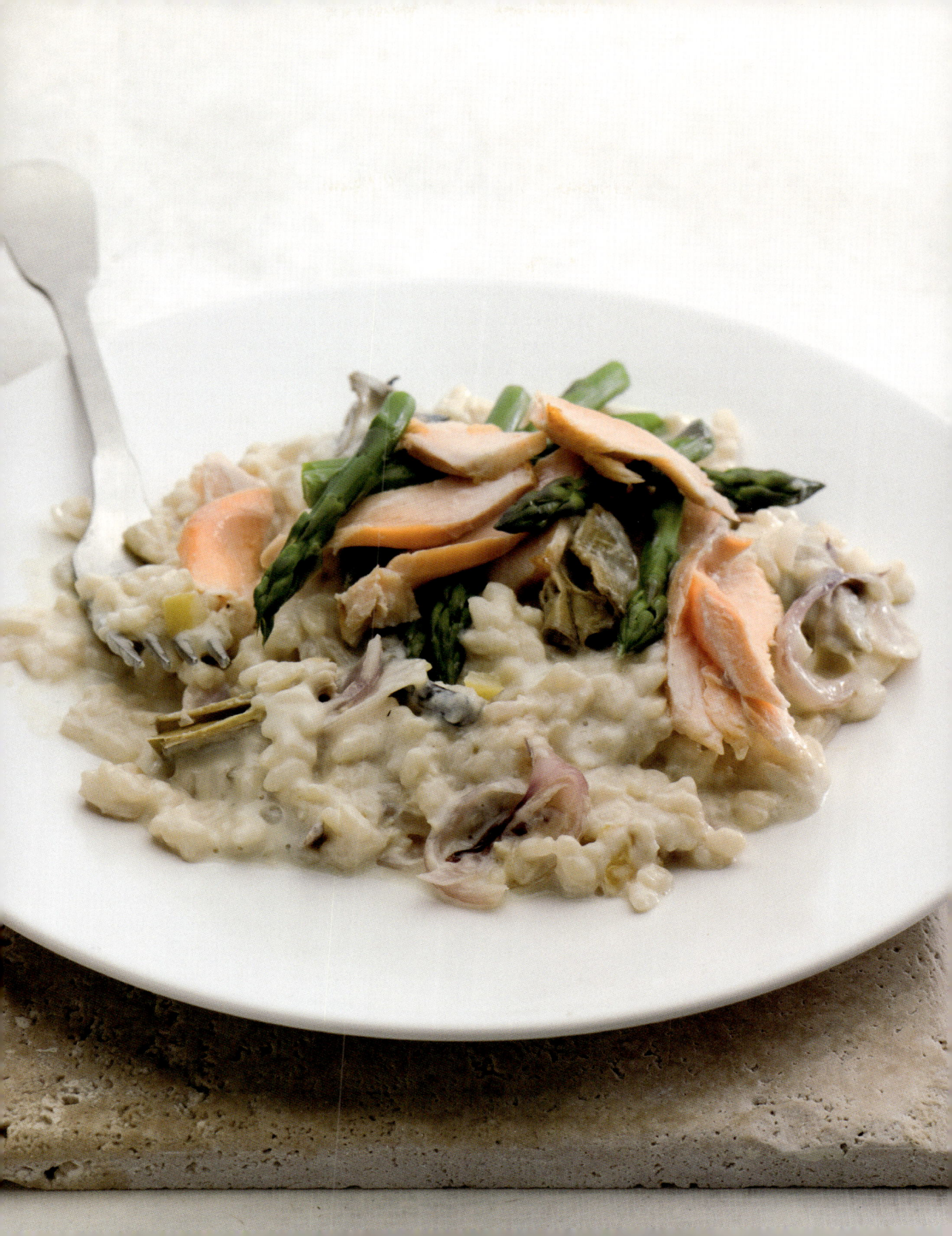

Crepes de mostaza y bacalao

350 g de filetes de bacalao
50 g de margarina de girasol
   y una cantidad extra para
   engrasar
25 g de harina común
450 ml de leche de soja
1 limón (el zumo)
2 cucharadas de mostaza
   de Dijon
pimienta negra recién molida
rodajas de limón (para
   acompañar)

CREPES
75 g de harina blanca común
1 huevo grande batido
450 ml de leche de soja
2-3 cucharadas de aceite
   de girasol

1   Para hacer el relleno, poner el bacalao en una olla al vapor y cocer entre 10 y 15 minutos, hasta que el pescado se ablande y se cueza por dentro. Con un tenedor, quitar la piel y cortar la carne en trocitos pequeños.

2   Mientras tanto, derretir la margarina en una cacerola a fuego medio, agregar la harina y remover durante 1 minuto. Retirar del fuego, añadir la leche gradualmente y remover hasta que se forme una mezcla cremosa. Poner nuevamente en el fuego y llevar a punto de ebullición, removiendo constantemente hasta que la mezcla tome la apariencia de una salsa. Hervir luego a fuego lento durante unos 3 minutos, sin dejar de remover, hasta que una capa se pegue en la cuchara. Añadir el zumo de limón y la mostaza. Sazonar con pimienta. Retirar del fuego. Separar la mitad de la mezcla en un recipiente aparte. Agregar el bacalao en la primera cacerola y reservar.

3   Para hacer las crepes, echar la harina en un bol grande y dejar un agujero en el centro. Agregar el huevo y la mitad de la leche. Batir con suavidad con una cuchara de madera para mezclar bien con la harina. Gradualmente, ir añadiendo el resto de la leche sin dejar de remover. Se puede echar un poco más de leche si la mezcla está muy espesa.

4   Verter una cucharadita de aceite en una sartén pequeña y calentar a fuego alto. Echar 3 cucharadas de la mezcla de la crepe e inclinar la sartén para que se extienda por la base. Cocinar durante 2 minutos hasta que se dore y dar la vuelta a la crepe con una espátula. Cocinar 2 minutos más por esa cara.

5   Repetir la operación con el resto de la mezcla hasta hacer 12 crepes. Apilar una encima de la otra, colocando papel encerado entre ellas. Cubrirlas con un paño de cocina limpio para mantenerlas calientes.

6   Precalentar el horno a 170 °C y engrasar con la margarina una fuente o plato para hornear. Añadir dos cucharadas de la mezcla de bacalao sobre la mitad de cada crepe y envolver con la otra mitad.

7   Poner las crepes en la fuente o plato para el horno y cubrir con la salsa restante. Hornear durante 10 minutos. Servir con las rodajas de limón a los lados.

Cestitas de abadejo

150 g de maíz dulce de lata, lavado y escurrido

8 tomates

4 filetes de abadejo

4 calabacines cortados en rodajas finas

1 pimiento rojo sin semillas y cortado en tiras

1 pimiento verde sin semillas y cortado en tiras

2 cucharadas de zumo de limón

2 cucharadas de caldo de verduras

6 ramitas de apio cortadas

1 cucharada de hojas de perejil bien cortadas

pimienta negra recién molida

brócoli y arroz (para acompañar)

1 Precalentar el horno a 180 °C. Hacer una cruz en la piel de los tomates con un cuchillo afilado. Colocarlos en un bol resistente al calor y echar agua hirviendo. Dejar reposar durante 2-3 minutos. Sacar del agua, pelar y cortar la carne del tomate en rodajas.

2 Poner el tomate pelado y el resto de los vegetales en una cacerola. Añadir el zumo de limón y el caldo. Llevar a punto de ebullición a fuego medio, luego reducir el fuego al mínimo y cubrir con una tapa. Hervir a fuego lento durante 10 minutos, hasta que todos los vegetales estén cocidos.

3 Colocar cada filete de pescado sobre un pedazo de papel de aluminio lo suficientemente grande como para envolverlos. Dividir la mezcla de verduras en porciones iguales y ponerlas encima del filete de pescado, espolvorear el perejil y sazonar con pimienta negra. Envolver con el papel de aluminio y asegurar los extremos.

4 Hornear durante 30 minutos, o hasta que el abadejo se cocine por completo. Servir caliente con brócoli y arroz.

Bolas de pescado escalfado

450 g de filetes de pescado blanco, sin piel y sin restos de espinas

1 clara de huevo

900 ml de caldo de pescado

2 cucharadas de hojas de cilantro en trocitos

2 cucharaditas de harina de maíz

1 cucharadita de aceite vegetal

harina común para rebozar

pimienta negra recién molida

verduras o ensalada (para acompañar)

1 Colocar el pescado en el vaso de una batidora y batir. Añadir la clara de huevo, la harina de maíz, el aceite y las hojas de cilantro, y sazonar con la pimienta negra. Batir nuevamente hasta que todos los ingredientes queden unidos. Traspasarlos a un bol.

2 Con las manos ligeramente untadas de harina, hacer bolas de aproximadamente 3 cm con la mezcla anterior. Colocar sobre un plato ligeramente untado de harina y meter en la nevera durante 30 minutos.

3 Verter el caldo de pescado en una cacerola grande y llevar a punto de ebullición a fuego medio. Reducir el calor al mínimo e introducir la mitad de las bolas de pescado en el caldo. Dejar hervir a fuego lento durante unos 5-6 minutos. Retirar las bolas del caldo con una espumadera, escurrir sobre papel de cocina y mantener calientes. Repetir la operación con el resto de las bolas. Servir caliente o frío con ensalada.

VARIACIÓN: En lugar de escalfar las bolas de pescado, puedes aplastarlas un poco y freírlas en aceite con ajo durante 3 minutos por cada lado.

Caballa con limón y jengibre →

4 caballas de aproximadamente
   175 g cada una, limpias,
   destripadas, sin espinas
   y sin cabeza
½ limón (el zumo)
pimienta negra recién molida
1 limón cortado en cuñas
   (para acompañar)

RELLENO
25 g de arroz integral cocido
1 cebolla pequeña picada
   muy fina
1 huevo pequeño batido
½ limón (el zumo y la cáscara)
2 cucharadas de aceite
   de girasol
1 cucharadita de hojas de perejil
   en trocitos
2,5 cm de raíz de jengibre,
   pelada y cortada en trocitos
ensalada (para acompañar)

1 Precalentar el horno a 160 °C. Para hacer el relleno, calentar el aceite en una cacerola a fuego medio. Agregar la cebolla y cocinar durante 5 minutos hasta que se quede transparente. Pasarla a un bol, añadir el arroz cocido y el resto de los ingredientes del relleno. Mezclarlo todo.

2 Poner los filetes de caballa sobre una superficie plana, echar el zumo de limón y sazonar con pimienta negra. Con una cuchara, distribuir el relleno en el centro del filete. Atar el pescado con una cuerda para evitar que se salga el relleno.

3 Poner el pescado con el relleno en una fuente para hornear y rociar con 3 cucharadas de agua. Cubrir la fuente y meterla en el horno durante 15-20 minutos, hasta que se cocine bien. Servir caliente con limón y ensalada.

Fletán escalfado con salsa de perejil

4 filetes de fletán
1 puerro pequeño en rodajas
1 zanahoria en rodajas
1 limón (el zumo)
2 cucharadas de hojas de perejil
   picadas
patatas nuevas y judías verdes
   (para acompañar)

1 Cubrir el fondo de una cacerola grande con el puerro y la zanahoria. Espolvorear una cucharada de perejil por encima. Colocar los filetes de pescado sobre el puerro y la zanahoria, y verter el zumo de limón y 150 ml de agua.

2 Llevar a punto de ebullición a fuego medio, tapar y dejar hervir a fuego lento durante 10 minutos, o hasta que esté completamente cocido. Pasar el pescado a una fuente y reservar caliente.

3 Subir el fuego otra vez y hervir el líquido y los vegetales. Dejar cocer durante 5 minutos hasta que los vegetales estén blandos.

4 Poner los vegetales en la batidora y batir hasta que quede una mezcla cremosa. Devolverlos a la cacerola, añadir la cucharada restante de hojas de perejil y continuar cocinando hasta que el líquido se espese.

5 Servir el pescado con la salsa por encima, junto con las patatas nuevas y las judías.

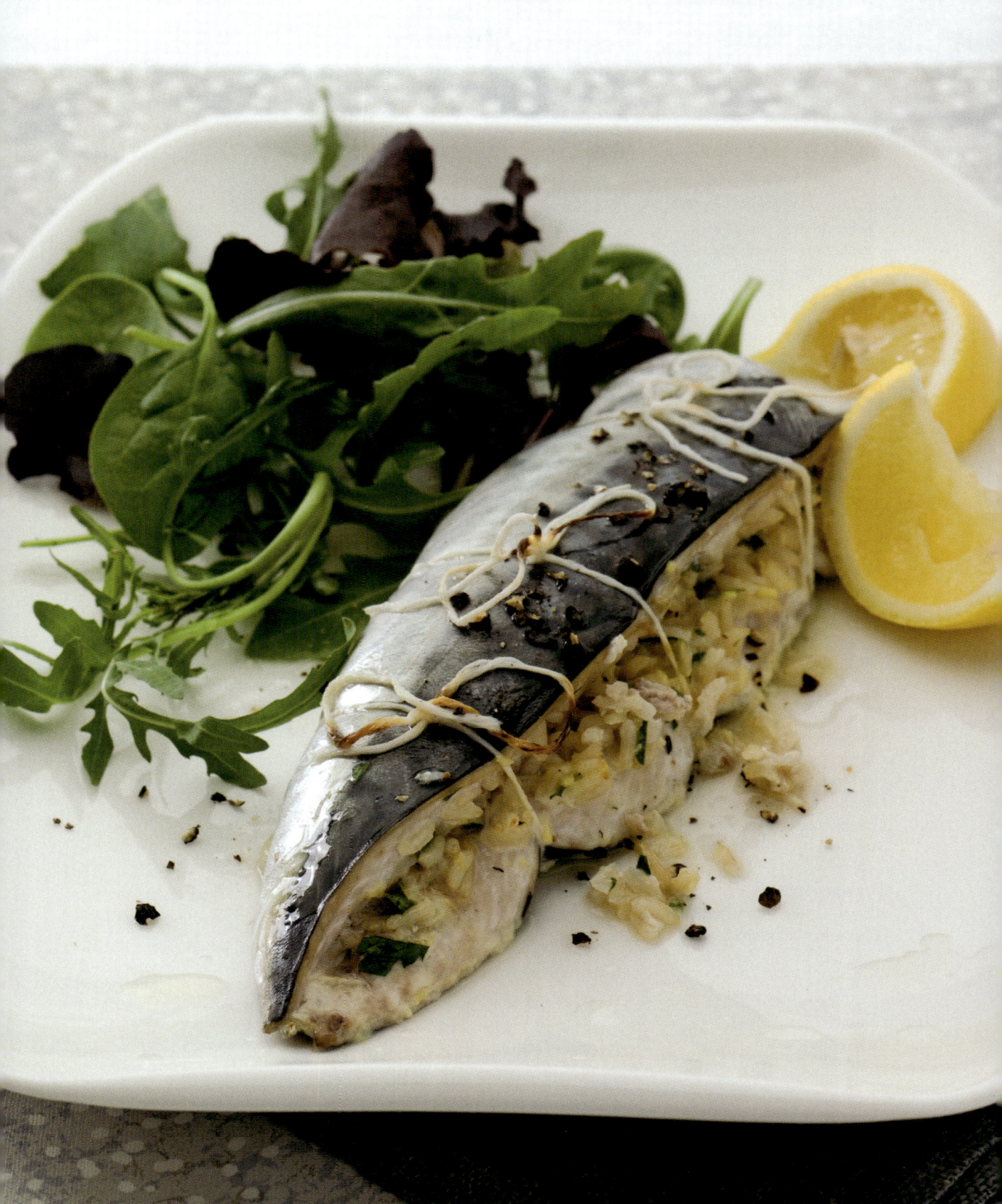

Pescado en salsa de soja dulce con espinacas

4 filetes de tilapia
500 ml de caldo de pollo
4 cucharadas de salsa de soja
2 cucharadas de aceite de
   sésamo
2 cucharadas de salsa tamari
1 cucharada de miel
16 puñados grandes de hojas
   de espinacas
4 dientes de ajo cortados
   en rodajas finas
2 chiles rojos, sin semillas
   y finamente cortados
ensalada (para acompañar)

1 Calentar el aceite en una sartén grande a fuego alto. Meter el pescado y dorar rápidamente a fuego vivo por ambos lados, añadiendo un poco de caldo si fuese necesario.

2 Mezclar la salsa de soja y la miel. Reducir a fuego medio y verter la mezcla de salsa de soja y miel, y la mitad del caldo, sobre el pescado. Calentar bien hasta que el pescado quede glaseado con la mezcla.

3 Mientras tanto, colocar las espinacas en un wok. Añadir el ajo, los chiles, la salsa tamari y el resto del caldo. Remover y cocer durante 4 minutos, hasta que las espinacas se marchiten.

4 Distribuir las espinacas en varios cuencos, colocar el pescado encima y servir inmediatamente con ensalada.

Pasta horneada de atún e hinojo

200 g de conchas de pasta
200 g de atún de lata escurrido
   y desmigado
50 g de queso cheddar maduro
   y rallado
3 huevos
1 bulbo de hinojo cortado
   en rodajas finas
1 cebolla en rodajas finas
1 cucharada de aceite de girasol
pimienta negra recién molida

SALSA BLANCA
600 ml de leche semidesnatada
50 g de harina de maíz

1 Poner a hervir agua en una olla grande a fuego alto. Echar la pasta y cocinar a fuego medio durante menos minutos de lo que se aconseje en el paquete (la pasta se terminará de hacer en el horno). Escurrir y reservar.

2 Mientras tanto, calentar el aceite en una sartén grande a fuego medio. Agregar el hinojo y la cebolla, y cocinar de 3 a 5 minutos, hasta que estén blandos pero no tostados. Sacar del fuego y reservar.

3 Poner los huevos en un cazo pequeño y cubrirlos con agua fría. Llevar a punto de ebullición a fuego alto, reducir el calor al mínimo y hervir durante 5 minutos. Escurrir el agua del cazo y ponerlos bajo el grifo de agua fría durante 1 minuto. Dejar reposar los huevos en agua fría durante 2 minutos y luego pelar. Esperar a que se enfríen del todo antes de cortarlos.

4 Precalentar el horno a 200 °C. Para hacer la salsa, calentar la leche en una cacerola grande a fuego medio, hasta casi el punto de ebullición. Retirar del fuego. Agregar una cucharada de agua a la harina de maíz en un bol pequeño y batir hasta formar una pasta suave. Poco a poco añadir la pasta de harina a la leche removiendo continuamente durante 2 o 3 minutos, hasta que se espese. Incorporar la pasta, el hinojo y la cebolla, los huevos a trozos, el atún y la mitad del queso. Sazonar con pimienta.

5 Poner la mezcla en una fuente de horno baja y espolvorear el resto del queso por encima. Hornear durante 30 minutos o hasta que la superficie se dore. Servir caliente.

Filetes de salmón con jengibre

4 filetes de salmón
1 limón (el zumo)
2,5 cm de raíz de jengibre
  pelada y cortada en rodajitas
2 puñados de eneldo troceado
pimienta negra recién molida
patatas nuevas y judías verdes
  (para acompañar)

I   Precalentar el horno a 180 °C. Colocar cada filete de salmón sobre
    un trozo de papel para horno. Rociar con el zumo de limón y espolvorear
    el jengibre y el eneldo. Sazonar con la pimienta.

2   Envolver el salmón con el papel y hornear durante 20 minutos o hasta
    que se cocine.

3   Servir el salmón caliente con las patatas y las judías.

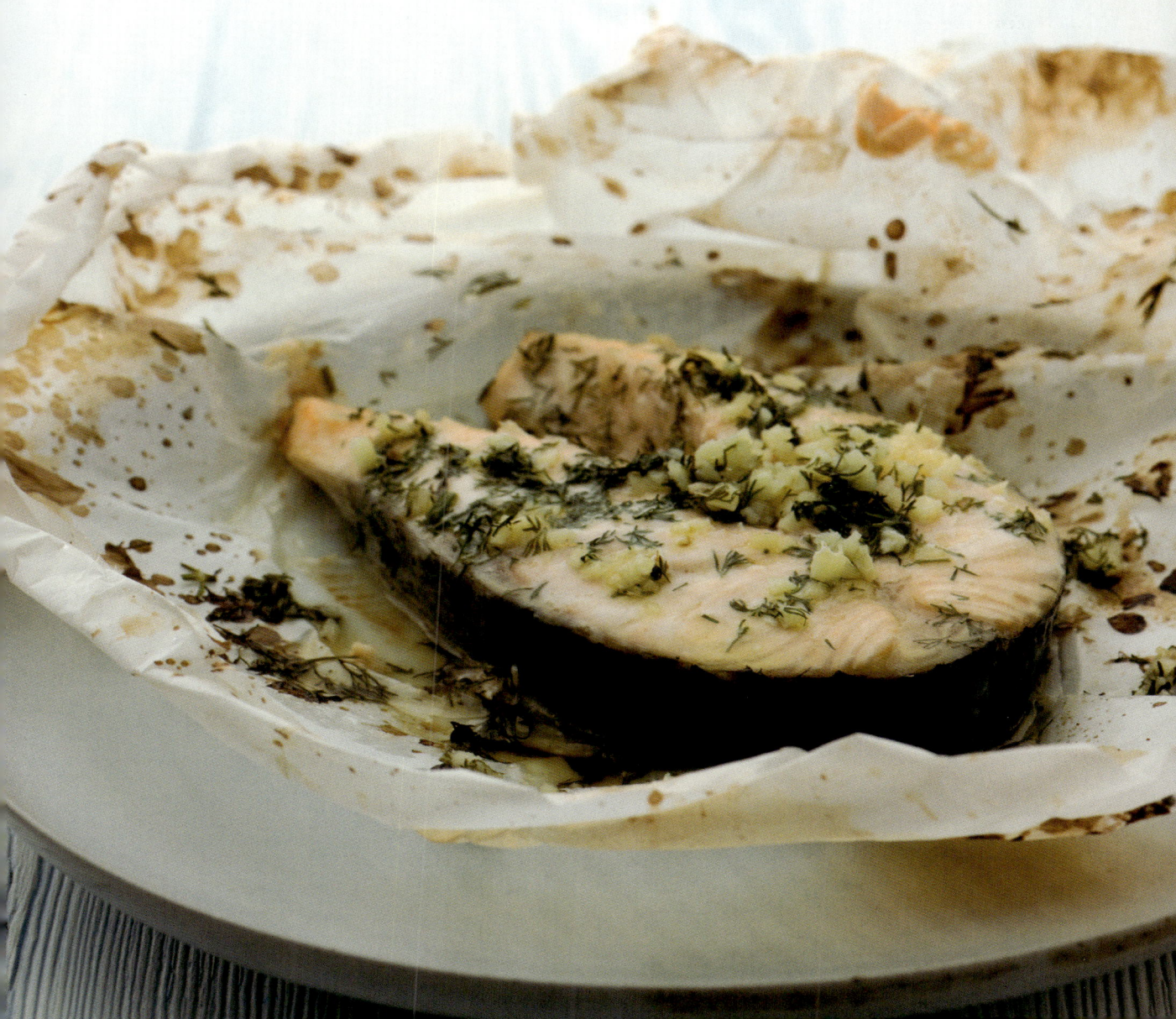

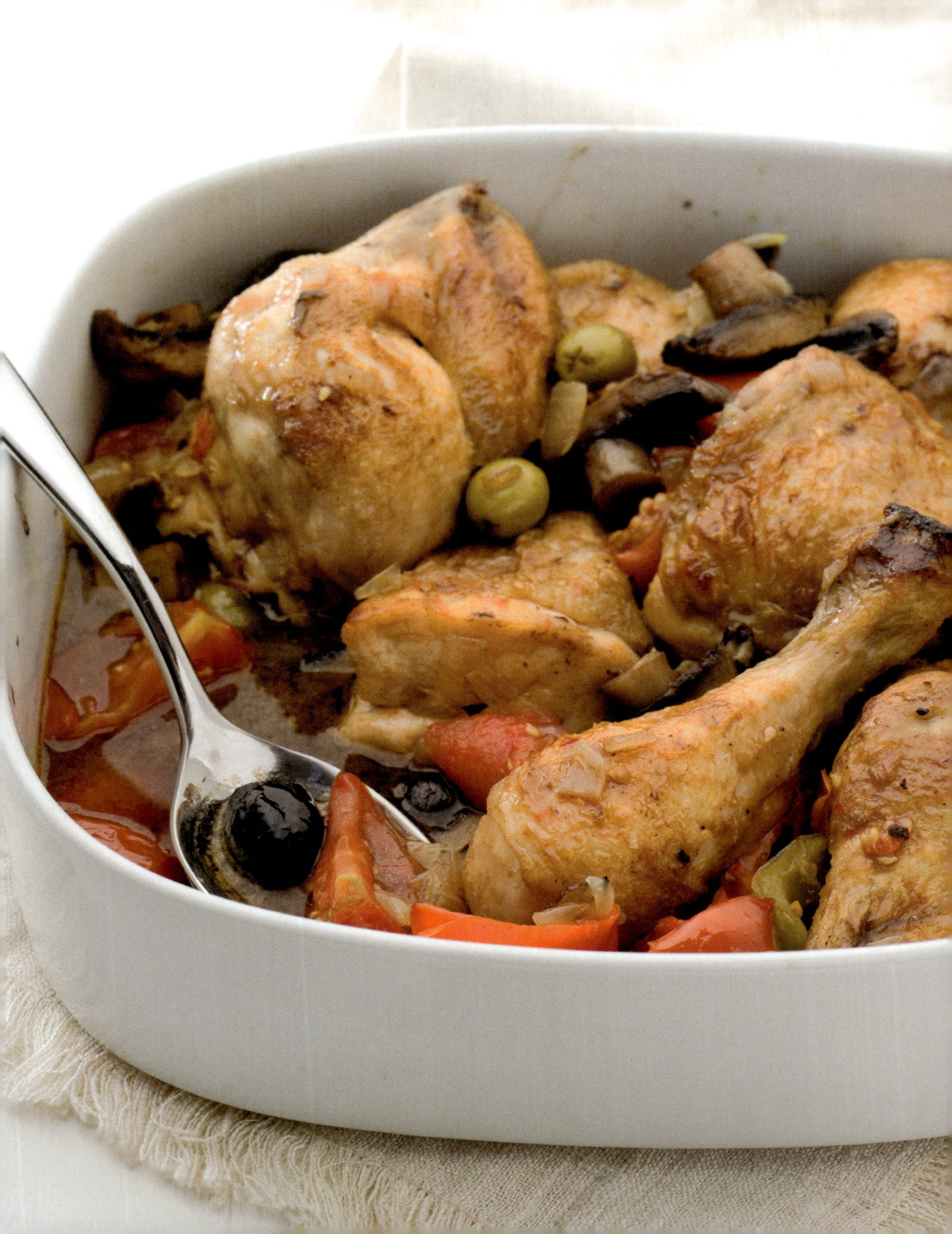

Pollo con aceitunas ◂●

225 g de champiñones cortados
  en rodajas
6 tomates troceados
1 pollo cortado en porciones
1 cebolla grande finamente
  cortada
1 pimiento verde sin semillas
  y cortado en tiras
1 pimiento rojo sin semillas
  y cortado en tiras
10 aceitunas verdes sin hueso
10 aceitunas negras sin hueso
300 ml de caldo de pollo
2 cucharadas de aceite
  de girasol
arroz (para acompañar)

1 Calentar la mitad del aceite en una sartén a fuego medio y freír los trozos de pollo durante 5 minutos o hasta que estén ligeramente dorados. Retirar de la sartén, pasar a una fuente o plato resistente al calor y reservar.

2 Poner la cebolla, los pimientos, los champiñones, las aceitunas y los tomates en la sartén. Reducir el fuego al mínimo y freír, removiendo de vez en cuando, durante 5 minutos, hasta que se ablanden. Sacar los vegetales de la sartén y colocarlos encima del pollo.

3 Precalentar el horno a 180 °C. Calentar el caldo en una cacerola hasta que hierva y verterlo sobre el pollo, cubrir la fuente con una tapa y hornear durante 1 hora u hora y media, o hasta que el pollo esté completamente cocinado.

4 Sacar del horno y servir caliente con arroz.

Pollo cremoso al curry

4 pechugas de pollo
2 dientes de ajo machacados
1 cebolla finamente cortada
150 ml de leche de soja sin
  edulcorantes
150 ml de crema de coco
2 cucharadas de curry en polvo
1 cucharada de aceite vegetal
1 cucharada de vinagre
1 cucharada de semillas de
  sésamo
1 cm de raíz de jengibre pelado
  y rallado
arroz para servir aparte

1 Calentar el aceite en una cacerola. Agregar la cebolla, el ajo y el jengibre. Cocinar durante 8-10 minutos removiendo con frecuencia.

2 Subir el fuego, agregar el curry y el vinagre, y cocinar durante 1 minuto más, hasta que los ingredientes se hayan mezclado.

3 Añadir el pollo, luego verter la leche y la crema de coco, y mezclar bien. Llevar a punto de ebullición y a continuación reducir el fuego al mínimo. Tapar y dejar hervir de 20 a 30 minutos, o hasta que el pollo se cocine por completo. Espolvorear las semillas de sésamo por encima y servir caliente con arroz.

Pollo al curry verde tailandés

500 g de pechugas de pollo
cortadas en filetes finos
225 g de brotes de bambú de
bote, escurridos y lavados
125 g de mazorquitas de maíz
100 g de guisantes en vainas
(opcional)
100 g de albahaca (opcional)
250 ml de leche de soja sin
edulcorantes
140 ml de crema de coco
1 cucharada de aceite vegetal
1 cucharada de salsa de pescado
tailandesa
chiles verdes cortados muy
finos y arroz aromático
(para acompañar)

**PASTA TAILANDESA DE CURRY
VERDE**
3 chiles verdes, sin semillas
y troceados, más otros
finamente cortados para
servir aparte
1 chalota picada
1 limón (el zumo y la cáscara)
1 diente de ajo machacado
8 hojas de lima kafir o la cáscara
de una lima
2 puñados de hojas de cilantro
1 tallo de hierba limón troceado
2,5 cm de raíz de jengibre
pelada y troceada
2 cucharadas de aceite de oliva
2 cucharadas de semillas de
cilantro molidas
1 cucharada de pasta de gamba
1 cucharada de salsa de soja
ligera
½ cucharadita de comino
molido
½ cucharadita de pimienta
negra recién molida

1   Para hacer la pasta de curry, batir todos los ingredientes hasta hacer
una pasta.

2   Calentar el aceite en una sartén a fuego medio. Agregar el pollo y cocinar,
removiendo constantemente, durante 5 minutos o hasta que se dore por
completo.

3   Añadir 3 cucharadas de la pasta de curry al pollo. Luego verter la crema
de coco, la leche de soja y la salsa de pescado, y llevar a punto de
ebullición. Remover de vez en cuando. (Guardar la pasta de curry sobrante
en la nevera hasta dos días, o en el congelador hasta 3 meses.)

4   Reducir el calor a fuego medio. Agregar los brotes de bambú y el maíz,
y cocinar durante 20 minutos, o hasta que el maíz esté tierno y el pollo
completamente cocido.

5   Retirar del fuego y echar los guisantes y la albahaca (si se utilizan).
Espolvorear el chile y servir inmediatamente con arroz.

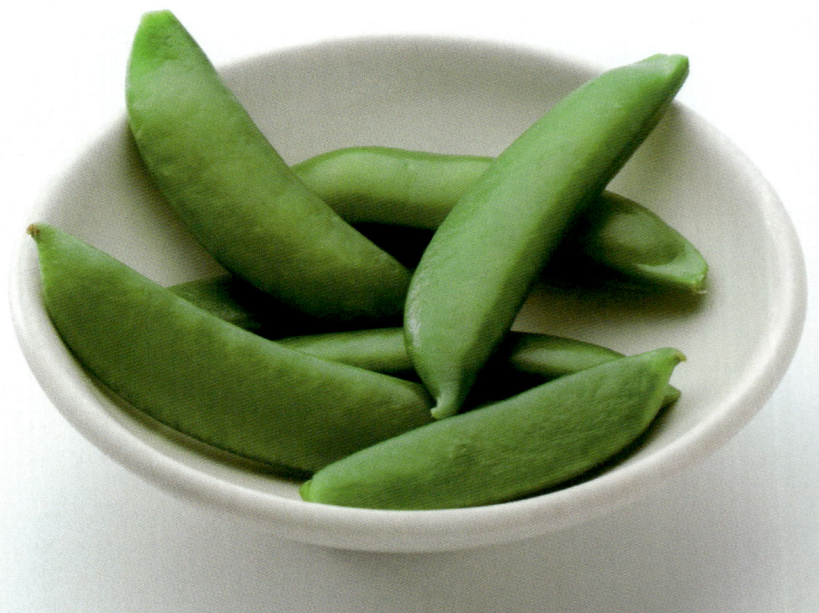

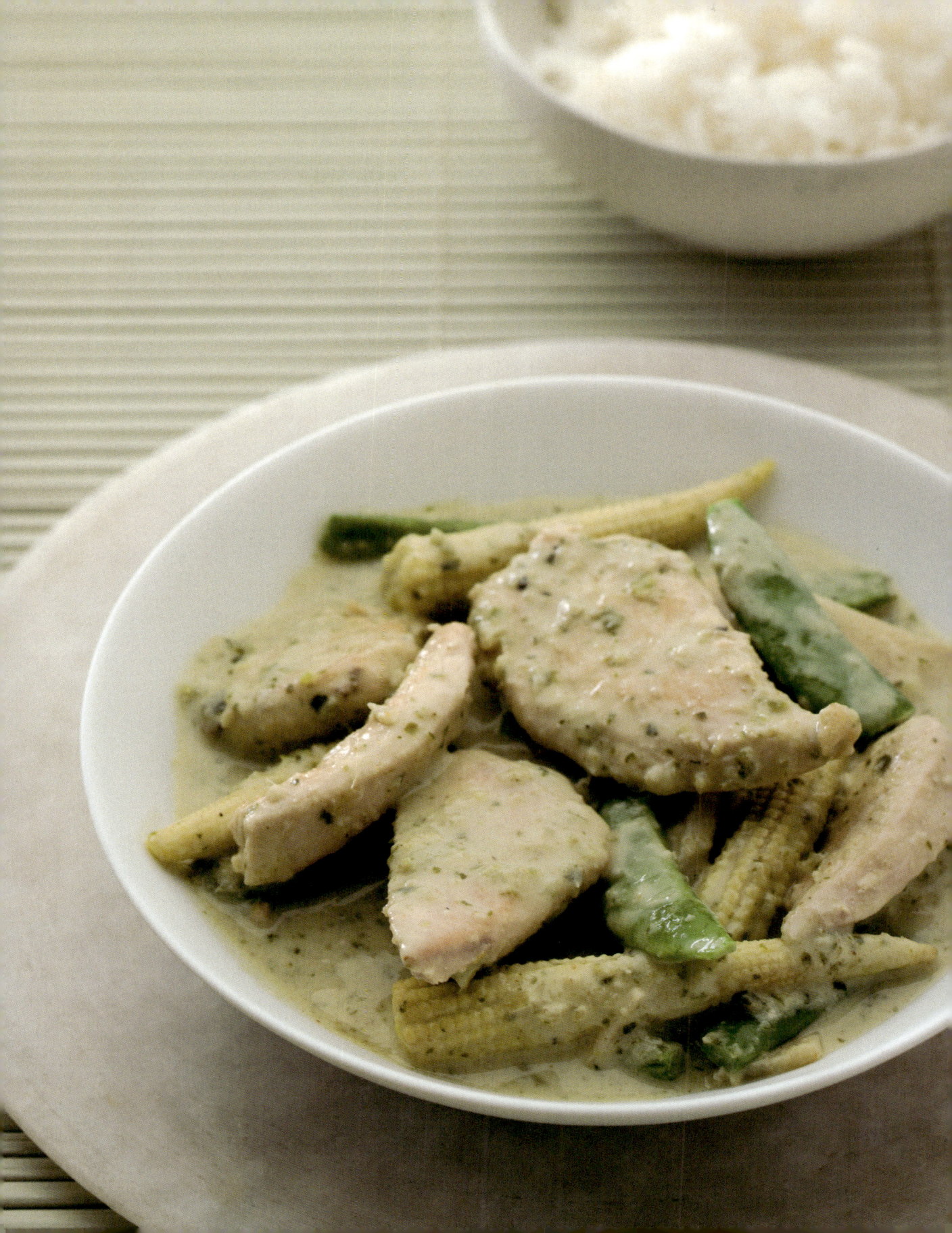

Pollo asado al yogur

1 pollo a cuartos
225 g de yogur natural
3 dientes de ajo machacados
2 cucharadas de polvo de curry
1 puñado grande de hojas de
    cilantro, finamente cortadas
5 cm de raíz de jengibre pelada
    y rallada
patatas asadas y ensalada
    (para acompañar)

1   En un bol pequeño, mezclar el yogur, el polvo de curry, el cilantro, el jengibre y el ajo. Verter la mezcla sobre el pollo de forma que este quede completamente cubierto. Tapar y refrigerar durante 1 o 2 horas.

2   Precalentar el horno a 180 °C. Poner el pollo y la salsa de yogur en un molde para asar, recubriendo el pollo con la salsa utilizando una cuchara. Hornear con la tapa puesta durante 1 hora y media o hasta que el pollo esté hecho.

3   Pasar el pollo a una fuente para servir y mantener caliente. Verter la salsa de yogur y los jugos del pollo en una cacerola y llevar a punto de ebullición a fuego alto hasta que cuaje. Agregar la salsa inmediatamente y servir con patatas asadas y ensalada.

Salteado de ternera con albaricoques y nueces ➡

350 g de filetes de cadera magros
50 g de nueces troceadas
6 albaricoques frescos, sin
    semillas y cortados en
    cuartos, o albaricoques secos
    sin azufre
4 cebolletas tiernas cortadas
    diagonalmente en trocitos
    de 2,5 cm
3 hojas de col china troceada
4 cucharadas de zumo
    de naranja
2 cucharaditas de aceite
    de cacahuete o vegetal
2 cucharaditas de harina de maíz
1 cucharada de salsa
    Worcestershire
pimienta negra recién molida
fideos (noodles) o arroz
    (para acompañar)

1   Si se utilizan los albaricoques secos, meterlos en agua fría durante una hora, luego escurrir y cortar en cuartos.

2   Envolver la carne en film transparente y meter en el congelador durante 45 minutos. Extraer la carne del congelador, retirar el film y hacer cortes transversales en tiras finas.

3   En un recipiente pequeño, mezclar la harina de maíz y una cucharada de agua hasta que forme una pasta cremosa. Agregar 4 cucharadas más de agua y el zumo de naranja. Mezclar bien y reservar.

4   Calentar el aceite en un wok o sartén a fuego fuerte. Añadir la carne y saltear durante 3 minutos, hasta que esté dorada. Bajar el fuego a medio y agregar la cebolleta, la salsa Worcestershire y la col china. Seguir salteando durante 1 minuto, hasta que las cebolletas estén transparentes. Añadir los albaricoques y la mezcla de harina de maíz. Llevar a punto de ebullición de medio a fuego alto, removiendo continuamente. Después de 30 segundos, la mezcla debe estar espesa y lustrosa.

5   Sacar la sartén del fuego y añadir las nueces. Sazonar con pimienta negra y servir inmediatamente con fideos o arroz.

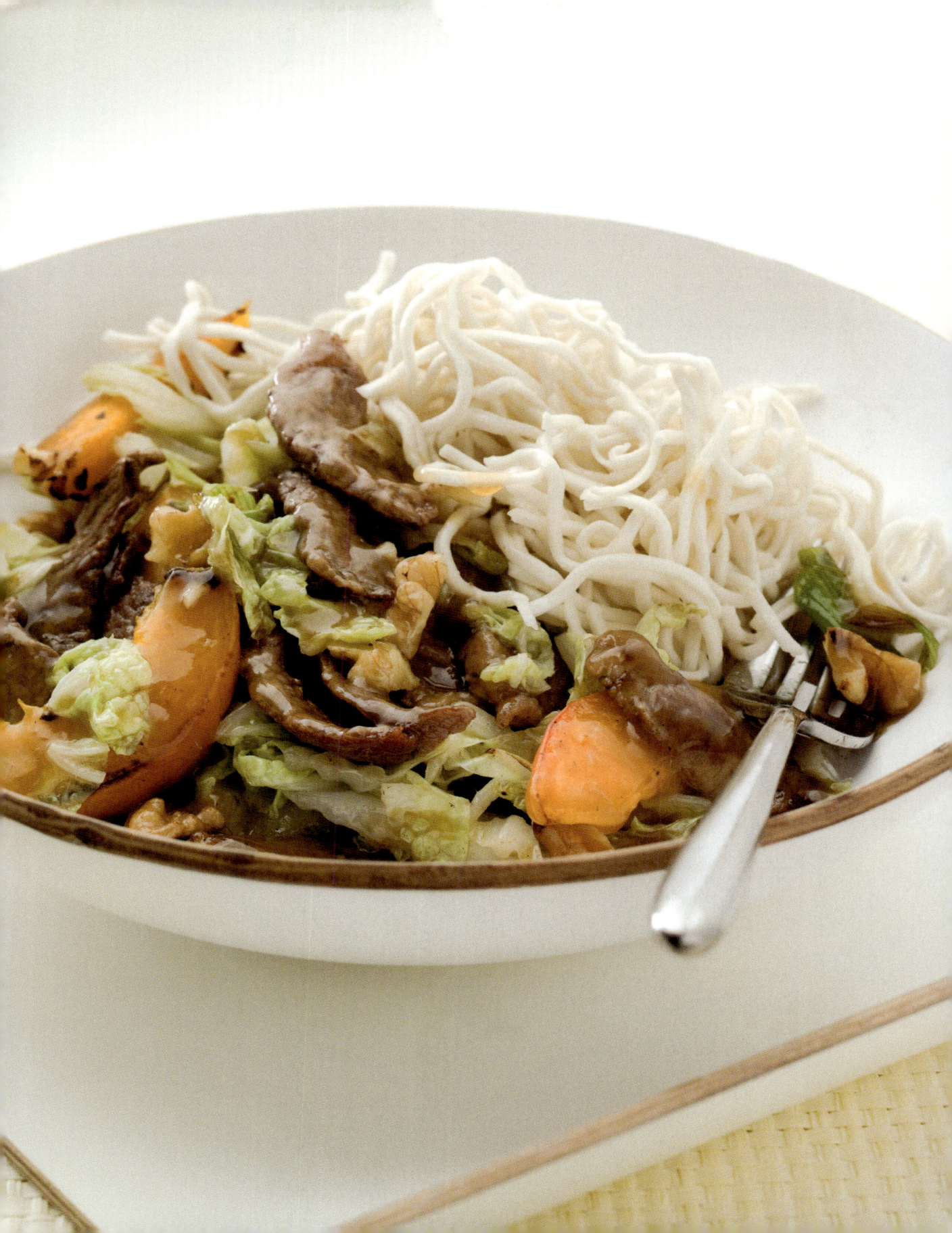

Musakas individuales

1 berenjena cortada
   en 8 rodajas
aceite de oliva para untar
   y engrasar
ensalada (para acompañar)

SALSA DE CARNE
500 g de carne picada
2 dientes de ajo en rodajitas
1 cebolla picada
375 ml de tomate rallado
125 ml de vino tinto
1 cucharada de aceite de oliva
1 cucharada de hojas
   de orégano picadas
1 cucharada de azúcar moreno
½ cucharadita de canela
pimienta negra recién molida

SALSA BLANCA
60 g de mantequilla
375 ml de leche de soja
   sin edulcorantes
1 huevo batido
2 cucharadas de harina común

1   Precalentar el grill a temperatura media. Rociar las rodajas de berenjena con aceite y poner en la parrilla durante 1 minuto por cada lado hasta que estén blandas y asadas. Sacar del horno y reservar.

2   Para hacer la salsa de carne, calentar el aceite en una sartén a fuego medio. Añadir la cebolla y el ajo, y freír durante 3 minutos, removiendo con frecuencia. Agregar la carne picada y continuar friendo, removiendo de manera continua durante 5 minutos, hasta que esté dorada. Añadir el orégano, la canela, el tomate rallado y el vino. Llevar a punto de ebullición y luego reducir a fuego bajo. Hervir durante 20 minutos o hasta que la salsa quede espesa y cuajada. Agregar el azúcar y sazonar con pimienta.

3   Mientras tanto, preparar la salsa blanca. Derretir la mantequilla en una cacerola pequeña a fuego medio. Agregar la harina y remover de 1 a 2 minutos utilizando una cuchara de madera, hasta que todos los ingredientes se hayan mezclado. Apartar del fuego y añadir la leche de soja. Seguir removiendo hasta que la mezcla quede cremosa. Ponerlo de nuevo en el fuego y llevar a punto de ebullición, removiendo constantemente, hasta que empiece a hacer burbujas. Reducir el fuego al mínimo y hervir a fuego lento durante 3 minutos, sin dejar de remover constantemente, hasta que la salsa se espese. Apartar del fuego y agregar el huevo. Batir bien hasta que esté completamente mezclado.

4   Precalentar el horno a 180 °C. Engrasar con aceite de oliva 4 recipientes para hornear o moldes de cerámica de 250 ml. Poner una rodaja de berenjena en la base de cada recipiente y echar un cuarto de la salsa de carne por encima de cada una. Añadir otra rodaja de berenjena y verter un cuarto de la salsa blanca encima. Hornear durante 15 minutos hasta que se dore. Servir calientes con ensalada.

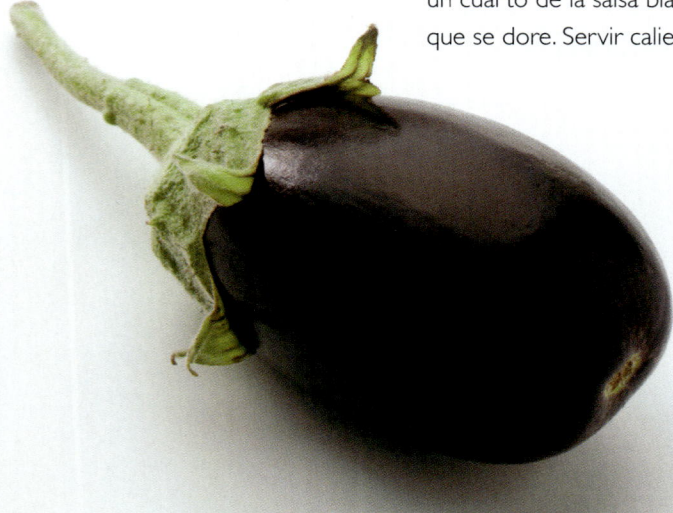

Hígado de cordero con naranja

350 g de hígado de cordero
   cortado en lonchas finas
150 g de beicon cortado
   en tiras
4 naranjas peladas, separadas en
   gajos y cortados por la mitad
2 cebollas cortadas en rodajas
   finas
1 pimiento verde sin semillas
   y cortado en dados
230 ml de zumo de naranja
2 cucharadas de harina de maíz
2 cucharadas de harina común
2 cucharadas de aceite
   de girasol
pimienta negra recién molida
selección de verduras (para
   acompañar)

1 Poner la harina común y de maíz en un bol, sazonar con la pimienta
   y remover bien. Introducir cada trozo de hígado en la mezcla de harinas
   hasta que quede completamente cubierto.

2 Calentar el aceite en una sartén a fuego medio. Agregar las cebollas
   y freír de 4 a 5 minutos, removiendo ocasionalmente, hasta que queden
   transparentes. Agregar el pimiento, el beicon y el hígado, y freír durante
   otros 8 minutos, hasta que la carne quede bien cocinada.

3 Verter el zumo de naranja y hervir a fuego lento durante 5 minutos, hasta
   que todos los ingredientes estén blandos. Añadir los trozos de naranja y
   cocinar durante 1 minuto para que se calienten bien. Servir con vegetales.

Horneado de cordero y berenjena

200 g de carne de cordero
   picada
50 g de arroz integral
4 berenjenas cortadas
   longitudinalmente por
   la mitad
2 cebollas pequeñas picadas
2 dientes de ajo en finas rodajas
4 cucharadas de aceite
   de girasol
1 cucharada de maíz dulce
   de lata, escurrido y lavado
1 cucharada de puré de tomate
pimienta negra recién molida
arroz integral y ensalada
   (para acompañar)

1 Precalentar el horno a 190 °C. Retirar la carne de la berenjena con una
   cuchara de forma que quede algo de carne en los bordes de la piel para que
   esta mantenga la forma. Reservar la piel y trocear la carne de la berenjena.

2 Poner el arroz en una cacerola, cubrir con agua, llevar a punto de
   ebullición. Luego reducir el fuego al mínimo y dejar hervir durante
   25 minutos, hasta que se ablande. Escurrir y reservar.

3 Calentar el aceite en una sartén a fuego moderado. Añadir las cebollas y el
   ajo, y freír de 4 a 5 minutos. Remover ocasionalmente, hasta que la cebolla
   esté transparente. Añadir la carne de la berenjena cortada en trozos
   y continuar friendo durante 2 minutos más. Remover con frecuencia.

4 Añadir el arroz, el maíz dulce, la carne picada y el puré de tomate a la
   sartén, sazonar con pimienta y freír durante 3 minutos, sin dejar de
   remover, hasta que la carne esté dorada.

5 Poner la mezcla encima de las medias mitades de piel de cada berenjena.
   Colocarlas en un recipiente para hornear, con tapa, y cocinar en el horno
   durante 20-25 minutos, o hasta que las berenjenas estén cocinadas por
   completo. Servir caliente con arroz integral y ensalada.

Cerdo a la naranja y salsa de hierbas ◆▸

2 lomos de cerdo cortados en dados
1 cebolla pequeña picada
1 naranja pelada y separada en gajos y cortados en trozos
175 ml de zumo de naranja
2 cucharaditas de aceite de girasol
2 cucharaditas de hojas de estragón picadas
2 cucharaditas de hojas de perejil picadas, contar con una cantidad extra para servir aparte
2 cucharaditas de harina de maíz
pimienta negra recién molida
selección de verduras (para acompañar)

1 Calentar el aceite en una sartén a fuego medio. Echar la cebolla y freír durante 3 minutos, removiendo ocasionalmente, hasta que esté transparente. Agregar el cerdo y freír durante 10 minutos, removiendo ocasionalmente, hasta que esté cocinado por completo.

2 Añadir el estragón, el perejil y el zumo de naranja. Sazonar con la pimienta. Subir el fuego y llevar a punto de ebullición, luego reducir a fuego medio y hervir de 2 a 3 minutos.

3 En un bol pequeño, mezclar la harina de maíz con una cucharada de agua y remover hasta que se forme una pasta cremosa. Añadir a la salsa de la sartén y llevar a punto de ebullición, removiendo continuamente. Reducir el calor, añadir los trozos de naranja y cocinar de 1 a 2 minutos hasta que la naranja esté blanda. Servir con verduras.

Fideos en salsa picante de sésamo

450 g de fideos (noodles) de arroz
5 cebolletas picadas
3 dientes de ajo picados
1 tomate grande cortado en dados
150 ml de pasta tahini
150 ml de aceite de sésamo
3 cucharadas de vinagre de arroz
2 cucharadas de salsa de soja tamari
1 cucharada de puré de tomate
1 cucharadita de polvo de chile
5 cm de raíz de jengibre, pelada y rallada
pimienta negra recién molida

1 Poner a hervir una cacerola de agua. Echar los fideos cuando hierva el agua, apagar el fuego y dejar reposar durante 5 minutos, removiendo ocasionalmente.

2 Calentar el aceite en una cacerola a fuego medio, y freír el ajo y el jengibre durante 3 minutos. Remover continuamente, hasta que se ablanden. Añadir la cebolleta y freír durante 3 minutos, luego agregar el polvo de chile, sazonar con pimienta y freír durante 1 minuto más. Remover continuamente.

3 Echar 150 ml de agua en un bol y añadir la pasta tahini, la salsa tamari, el vinagre de arroz y el puré de tomate. Mezclar bien hasta que los ingredientes se hayan combinado, luego, echarlo a la cacerola. Encender el fuego al máximo y llevar a punto de ebullición. Cuando empiece a hervir, reducir a fuego medio y dejar hervir durante 5 minutos.

4 Servir los fideos con la salsa y los trozos de tomate por encima.

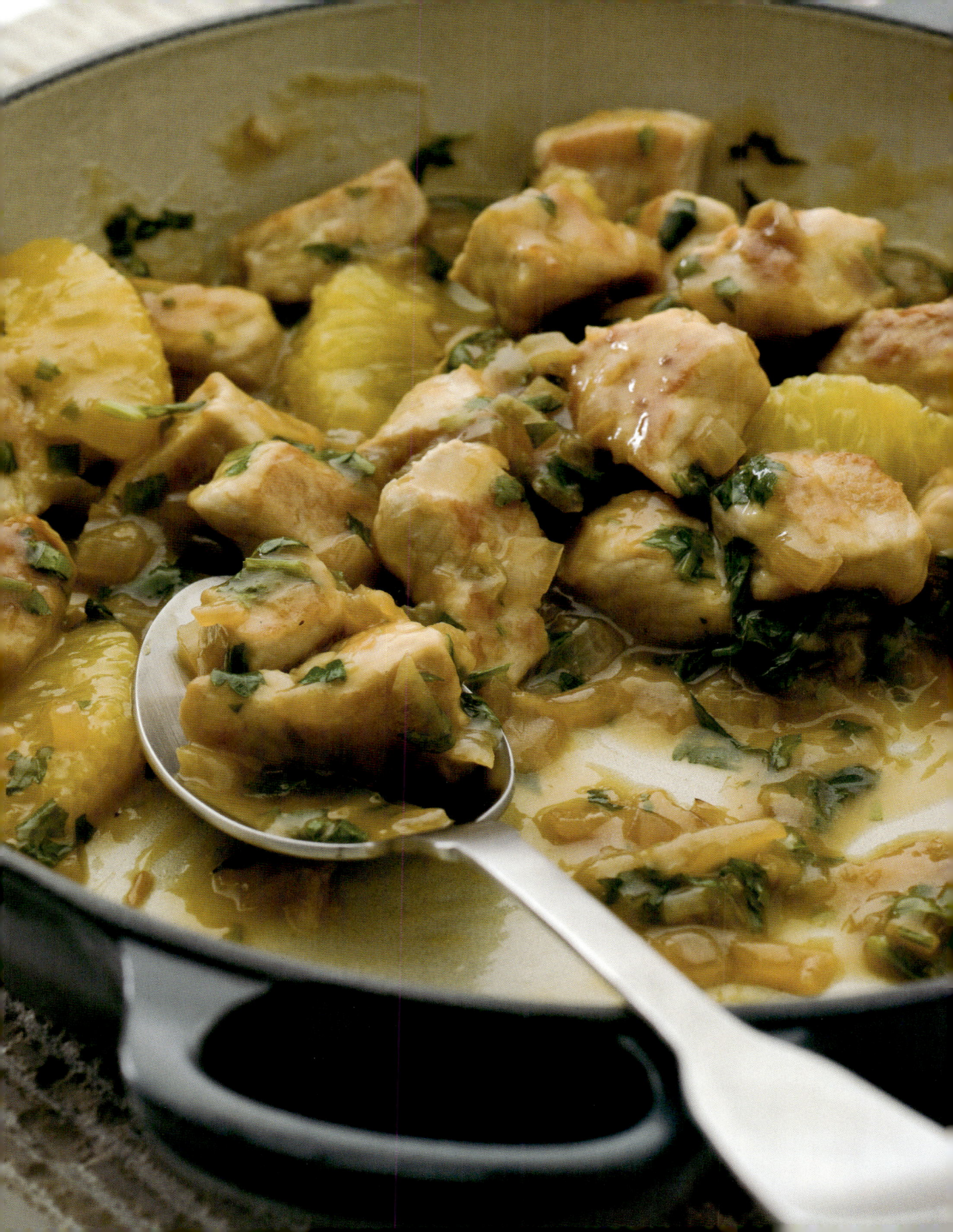

Kebabs indonesios de tofu y salsa de cacahuete

550 g de tofu firme cortado
   en dados de 2,5 cm
8 chalotas cortadas por la mitad
2 pimientos rojos sin semillas
   y cortados en trozos
2 dientes de ajo machacados
4 cucharadas de salsa de soja
   tamari
2 cucharadas de miel clara
2 cucharadas de aceite de soja
arroz (para acompañar)

SALSA DE CACAHUETE
125 g de mantequilla de
   cacahuete crujiente
50 g de crema de coco
2 chalotas finamente cortadas
1 o 2 chiles verdes, sin semillas
   y finamente cortados
2 cucharadas de aceite de soja
2 cucharadas de salsa de soja
   tamari
½ cucharadita de comino
   molido
½ cucharadita de pimienta
   de Cayena

1 Poner el tofu en un plato, agregar dos cucharadas de salsa tamari y dejar
   marinar durante 30 minutos.

2 Precalentar el grill a nivel medio. En un bol mezclar el resto de la salsa
   tamari, la miel, el aceite y el ajo. Reservar. Ensartar en pinchos los dados
   de tofu, las mitades de chalota y los trozos de pimiento rojo. Mojar los
   pinchos en la mezcla de salsa de tamari y miel, de forma que se cubran
   por completo.

3 Calentar el aceite para la salsa de cacahuete en una sartén a fuego medio.
   Agregar las chalotas, el chile, el comino y la pimienta de Cayena. Freír
   durante 3 minutos, removiendo ocasionalmente, hasta que se ablanden.

4 Poner los kebabs en una plancha y freír durante 10 minutos, dándoles
   la vuelta con frecuencia hasta que se doren.

5 En un bol, disolver la crema de coco en 150 ml de agua hirviendo.
   Incorporar a la sartén con la mantequilla de cacahuete y la salsa tamari.
   Batir bien y cocinar durante 3 minutos. Echar la salsa sobre los kebabs
   y servir con arroz.

Lasaña

400 g de tomate triturado

100 g de soja molida

75 g de champiñones cortados en rodajas

2 dientes de ajo machacados

1 cebolla finamente picada

250 ml de tomate rallado

2 cucharadas de vino tinto

1 cucharada de aceite de soja

1 cucharadita de pimentón

1 cucharadita de azúcar

12 hojas de lasaña precocinada

4 hojas de laurel

1 puñadito de hojas de orégano picadas

1 puñadito de hojas de albahaca picadas

margarina de soja para engrasar

pimienta negra recién molida

ensalada (para acompañar)

SALSA DE QUESO

75 g de queso cheddar rallado

50 g de margarina de soja

550 ml de leche de soja sin edulcorantes

1 cucharada de harina de maíz

pimienta negra recién molida

1 Poner la soja molida en un bol y echar 550 ml de agua. Dejar en reposo durante 15 minutos hasta que el agua se absorba.

2 Calentar el aceite en una cacerola grande a fuego medio. Agregar la cebolla y el ajo, y freír de 4 a 5 minutos, removiendo de vez en cuando, hasta que se ablanden. Añadir la soja molida, el tomate triturado, el tomate rallado, los champiñones, el vino tinto, las hierbas, el pimentón y el azúcar. Sazonar con pimienta negra y hervir a fuego lento durante 15 minutos. Sacar la salsa del fuego y dejar aparte.

3 Mientras tanto, preparar la salsa de queso. Derretir la margarina en la cacerola a fuego medio. Añadir la harina de maíz y cocinar durante 1 minuto. Apartar del fuego y agregar la leche poco a poco hasta que la mezcla esté suave y cremosa. Volver a ponerlo en el fuego y llevarlo a punto de ebullición, removiendo constantemente, hasta que esté armonizado. Bajar el fuego al mínimo y dejar cocer durante 3 minutos, sin dejar de remover, hasta que la salsa quede espesa y suave. Añadir dos tercios del queso y sazonar con pimienta.

4 Precalentar el horno a 200 °C. Engrasar una fuente de horno con margarina de soja. Extender la mitad de la salsa de soja molida sobre la base de la fuente. Cubrirla con una capa de 4 hojas de lasaña y echar la mitad de la salsa de queso por encima. Poner otra capa de nuevo y utilizar el resto de las láminas de lasaña para cubrir. Espolvorear el resto del queso cheddar sobre la lasaña y hornear durante 30 minutos hasta que esté dorada. Servir caliente con ensalada.

Lentejas rojas y crema de coco

225 g de lentejas rojas partidas
15 g de manteca de coco rallada
4 zanahorias grandes troceadas
1 cebolla finamente picada
1 diente de ajo machacado
2 cucharadas de zumo de limón
1 cucharadita de pimentón
½ cucharadita de jengibre molido
1 hoja de laurel
pimienta negra recién molida
arroz y verduras (para acompañar)

1   Lavar las lentejas y meterlas en una cacerola grande. Añadir las zanahorias, la cebolla, el ajo, el pimentón, el jengibre y la hoja de laurel. Cubrir con 550 ml de agua fría.

2   Poner a hervir a fuego medio. Con una cuchara de metal, limpiar la superficie para eliminar la espuma. Reducir el fuego al mínimo, tapar y dejar hervir de 25 a 30 minutos, hasta que la mayoría del agua se haya evaporado.

3   Retirar la hoja de laurel y aplastar la mezcla con un majador hasta conseguir una pasta suave. Añadir la manteca de coco y el zumo de limón. Sazonar con la pimienta. Servir caliente con arroz y verduras.

Albóndigas de tofu

275 g de tofu
50 g de queso parmesano rallado
50 g de pan rallado
1 cebolla cortada a trozos no muy grandes
1 huevo
1 diente de ajo
250 ml de tomate rallado
4 manojos de perejil picados
1 puñado de hojas de albahaca
1 puñado de hojas de orégano
2 cucharadas de harina de soja
1 cucharadita de nuez moscada molida
½ cucharadita de aceite de oliva para engrasar
pimienta negra recién molida
arroz y verduras (para acompañar)

1   Precalentar el horno a 180 °C. Engrasar la bandeja de horno con el aceite de oliva. Poner la cebolla y el perejil en el recipiente de la batidora y batir hasta que estén licuados. Añadir el tofu, el pan rallado, el huevo, las hierbas, la nuez moscada, el ajo, el queso y tres cucharadas de tomate rallado. Batir hasta que todos los ingredientes formen una mezcla cremosa.

2   Hacer bolas con la mezcla de tofu utilizando una cucharita de postre. Rebozar cada bola con harina. Poner las bolas de tofu en una bandeja y hornear durante 35 minutos, o hasta que el exterior esté dorado y crujiente.

3   Sacar del horno y pasarlo a una cacerola grande. Añadir el resto del tomate rallado y calentar a fuego medio. Cubrir con una tapa y cocinar durante 10 minutos o hasta que la salsa esté caliente. Servir caliente con arroz y verduras.

Arroz con tofu y verduras

225 g de arroz integral
225 g de tofu firme cortado
  en dados de 2,5 cm
100 g de zanahorias cortadas
  en bastones
100 g de calabacín cortado
  en bastones
100 g de ramitas de brócoli
50 g de judías verdes
1 cebolla finamente picada
1 diente de ajo picado
1 pimiento rojo sin semillas
  y cortado en tiras
1 pimiento verde sin semillas
  y cortado en tiras
1 naranja pequeña pelada
  y separada en gajos
1 cucharada de almendras
  laminadas
1 cucharada de perejil
  finamente cortado
1 cucharada de aceite de soja

1 Poner el arroz en una cacerola y cubrir con agua. Llevar a punto de ebullición. Bajar el fuego al mínimo y cocinar, tapado, durante 25 minutos, hasta que esté tierno. Escurrir y reservar con la tapa para mantener el calor.

2 Mientras se cocina el arroz, poner las judías, las zanahorias, los calabacines y el brócoli en el cestillo de una olla al vapor y cocinar durante 5 minutos, o hasta que estén bien cocidos pero firmes.

3 Calentar el aceite en una sartén grande a fuego medio. Echar el tofu, la cebolla, el ajo y los pimientos. Freír durante 3 minutos hasta que la cebolla esté transparente. Remover con frecuencia.

4 Incorporar a la sartén las verduras al vapor, la naranja, las almendras, el perejil y el arroz. Calentar bien removiendo constantemente. Sazonar con pimienta y servir.

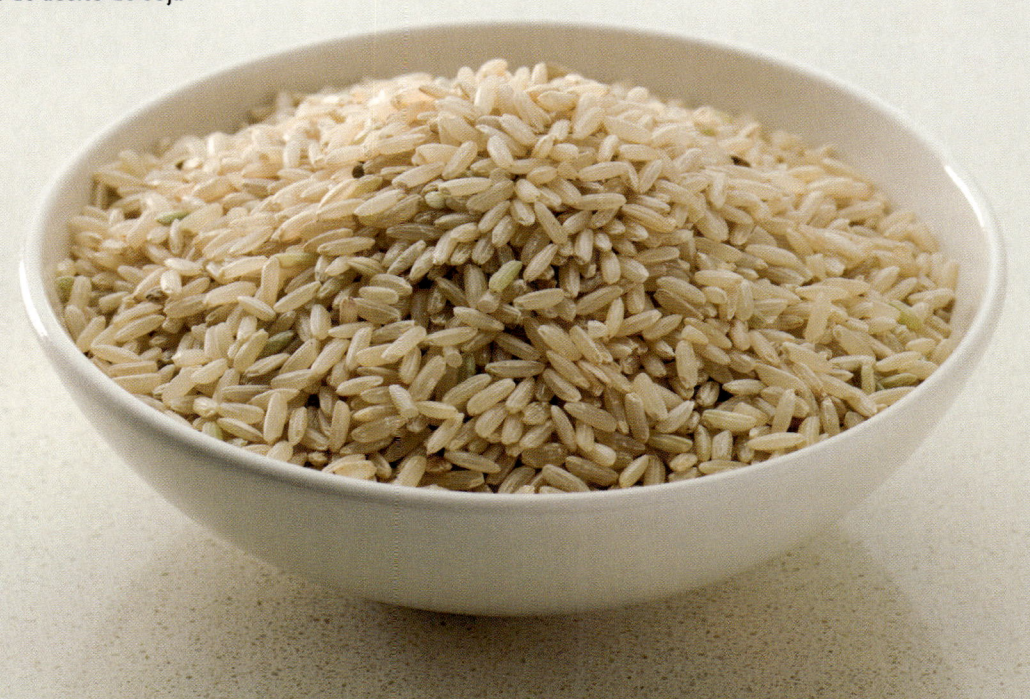

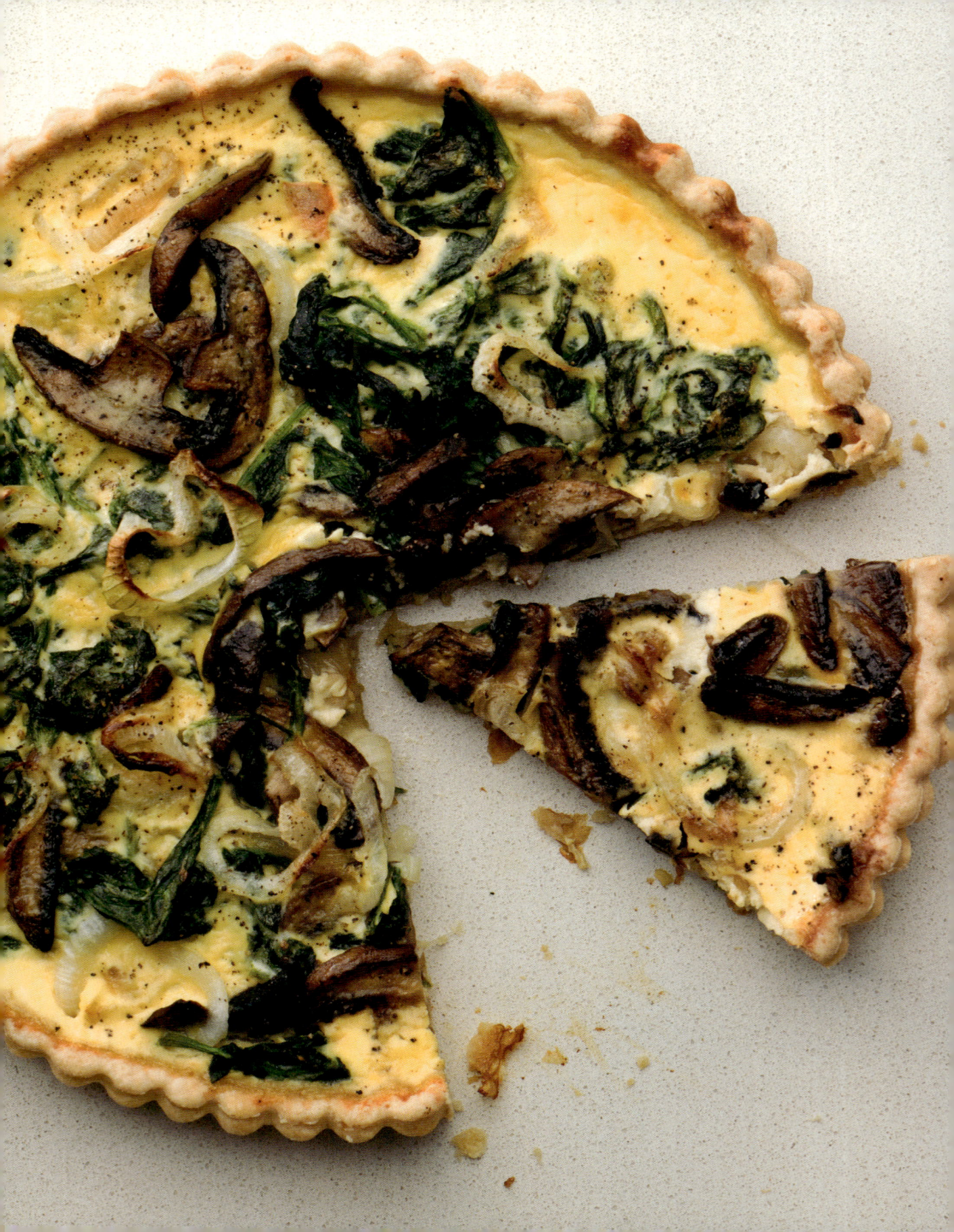

Tortilla de soja y verduras al horno

115 g de ramitas de brócoli
55 g de queso vegetariano
    rallado
8 patatas cortadas en dados
8 zanahorias en dados
4 huevos
2 puerros en rodajas
2 tomates grandes en rodajas
1 diente de ajo machacado
200 ml de leche de soja
1 cucharadita de cebollino
    finamente picado
½ cucharadita de aceite de oliva
    para engrasar
pimienta negra recién molida
ensalada (para acompañar)

1 Poner las patatas y las zanahorias en una cacerola grande y cubrir con agua fría. Llevar a punto de ebullición a fuego alto, reducir el fuego a medio y cocinar durante 5 minutos o hasta que se empiecen a cocinar. Añadir el brócoli y el puerro, y cocinar 5 minutos más hasta que estén cocidos. Como alternativa, poner el brócoli en una cesta para hacer al vapor sobre la cacerola y cocinar durante 5 minutos hasta que estén bien cocidos pero firmes. Escurrir las verduras.

2 Precalentar el horno a 180 °C y engrasar una fuente de horno de 20 cm con el aceite de oliva. Mezclar el huevo batido y la leche en un recipiente. Añadir el cebollino y el ajo, y sazonar con pimienta. Poner las verduras en un plato, verter la mezcla de huevo y leche, y luego cubrir con una capa de tomate. Espolvorear el queso por encima. Hornear durante 35-40 minutos hasta que se dore. Servir caliente con ensalada.

Quiche de champiñones y espinacas ◄●

225 g de masa quebrada
    descongelada
225 g de espinacas
100 g de champiñones
    en rodajas
3 huevos batidos
1 cebolla en rodajas
170 ml de yogur natural
150 ml de leche
1 cucharada de aceite vegetal,
    más una cantidad extra
    para engrasar
harina común para empolvar
pimienta negra recién molida
ensalada (para acompañar)

1 Precalentar el horno a 200 °C y engrasar un molde de base desmontable con aceite. Espolvorear la superficie de trabajo con harina y extender la masa con un rodillo, también untado con harina, en un círculo de unos 30 cm de diámetro. Colocar la masa con cuidado en el molde. Presionar levemente para eliminar las burbujas de aire que puedan formarse. Forrar el molde con papel apto para el horno y colocar pesos para hornear encima. Cocer durante 10-15 minutos hasta que quede firme al tacto. Sacar del horno, reservar y bajar la temperatura del horno a 190 °C.

2 Calentar el aceite en una sartén a fuego medio. Echar los champiñones y la cebolla, y freír durante 2-3 minutos, hasta que la cebolla se ponga transparente. Remover con frecuencia.

3 En un bol grande mezclar los huevos y la leche, y luego añadir el yogur, las espinacas, los champiñones y la cebolla. Sazonar con pimienta.

4 Con un cucharón, echar la mezcla sobre la masa horneada y meter en el horno durante 30 minutos. Servir caliente con ensalada.

Suflé de queso y espinacas

50 g de margarina de girasol

450 g de hojas de espinaca, bien
   lavadas y cortadas, o 225 g
   de espinacas descongeladas

100 g de queso gruyer
   o cheddar rallado

3 huevos más 1 clara

1 diente de ajo cortado fino

200 ml de leche semidesnatada

3 cucharadas de harina de
   arroz integral

una pizca de nuez moscada
   molida

aceite de oliva para engrasar

pimienta negra recién molida

ensalada (para acompañar)

1 Precalentar el horno a 190 °C y engrasar con aceite de oliva cuatro
   moldes de cerámica para hornear de tamaño mediano. Derretir la
   margarina en una cacerola a fuego medio, añadir las espinacas y cocinar
   durante 2 minutos. Remover con frecuencia hasta que la verdura se
   marchite. Añadir el ajo y cocinar 1 minuto más. Incorporar la harina de
   arroz y cocer suavemente durante 1 minuto, removiendo constantemente.

2 Apartar del fuego y verter poco a poco la leche hasta que la mezcla
   quede suave y cremosa. Volver a poner en el fuego y llevarlo lentamente
   a ebullición, removiendo constantemente, hasta que los ingredientes estén
   bien mezclados. Reducir el fuego al mínimo y cocinar durante 3 minutos
   más sin dejar de remover. La salsa debe quedar espesa y suave. Dejar
   enfriar ligeramente durante 5 minutos.

3 Usar un batidor manual y batir las tres yemas de huevo, una a una. Añadir
   tres cuartos del queso. Agregar la nuez moscada y la pimienta, y remover
   bien.

4 En un bol, batir las cuatro claras a punto de nieve. Con una cuchara de
   metal, incorporar suavemente a la mezcla de queso. Distribuir la masa
   del suflé con una cuchara sobre los moldes de cerámica y espolvorear
   por encima el queso restante.

5 Poner los moldes sobre una bandeja y meter en el horno durante
   30 minutos, o hasta que crezcan y estén en su punto. Servir
   inmediatamente con ensalada.

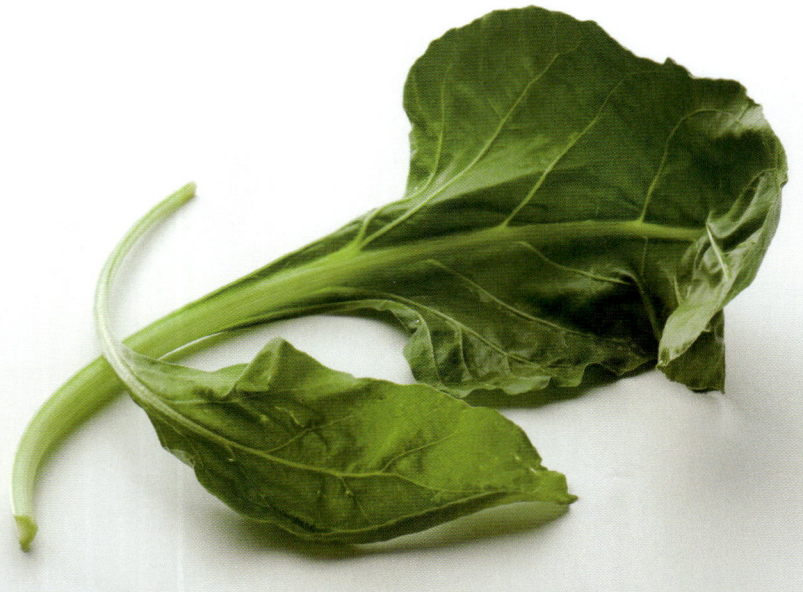

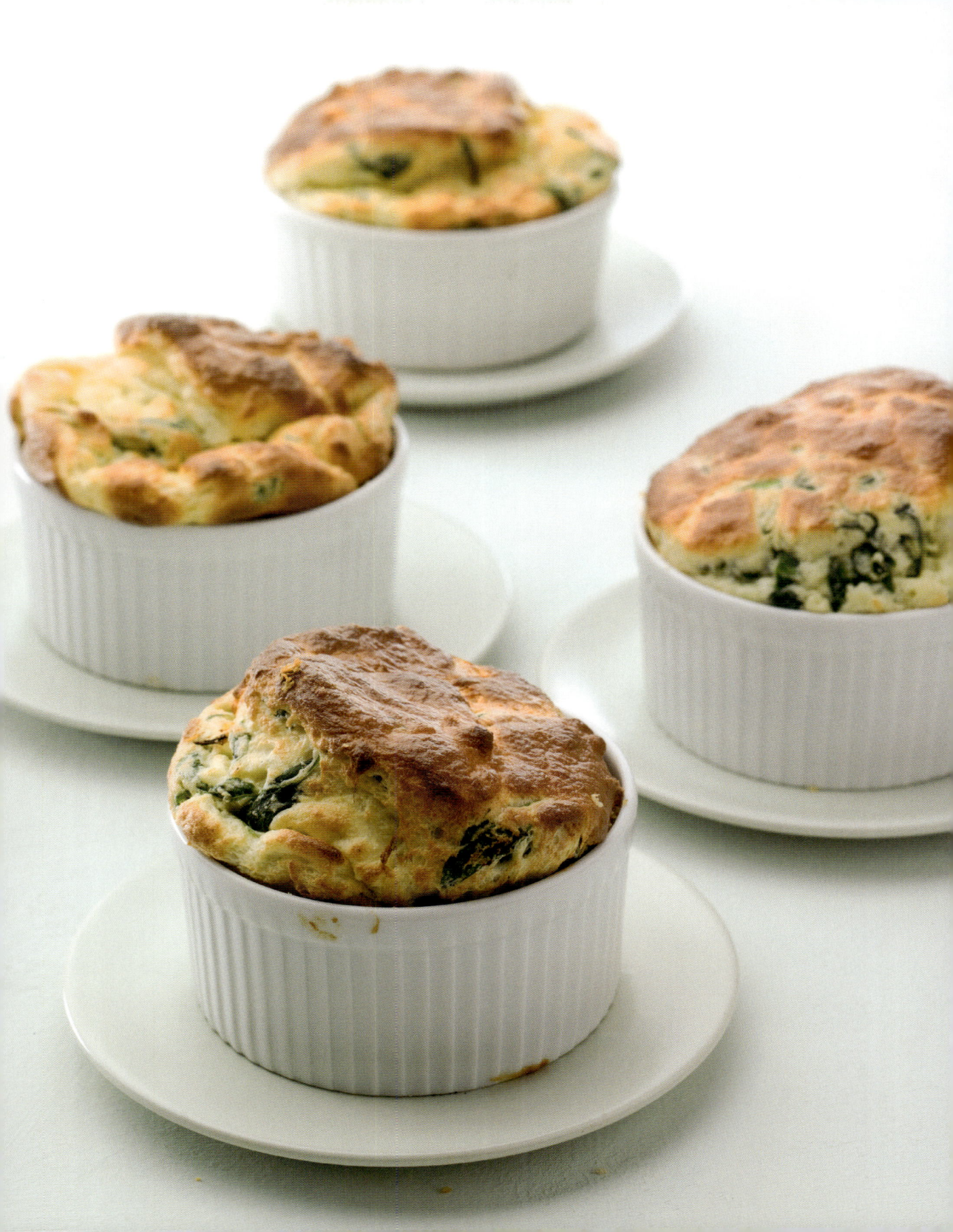

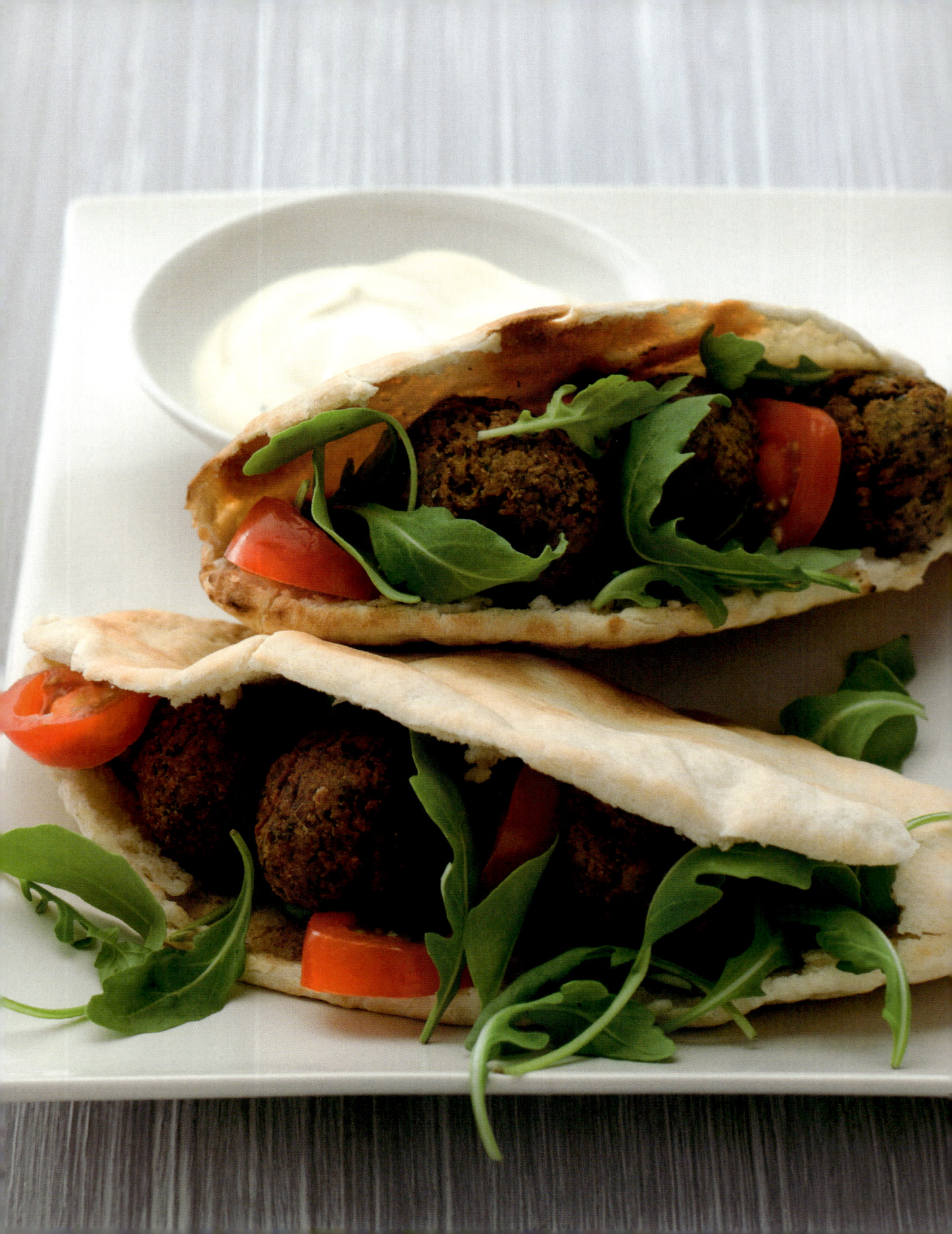

Falafel con aderezo de yogur de sésamo

FALAFEL

400 g de garbanzos de bote,
  escurridos y lavados

30 g de pan blanco rallado

6 cebollas tiernas finamente
  cortadas

1 huevo batido

1 limón (el zumo y la piel)

1 diente de ajo machacado

1 l de aceite de girasol
  para freír

2 cucharadas de hojas
  de cilantro picadas

2 cucharadas de hojas de perejil
  picadas

1 cucharada de tahini

1 cucharadita de cilantro fresco

1 cucharadita de comino fresco

½ cucharadita de canela

una pizca de pimienta
  de Cayena

pimienta negra recién molida

pan de pita y ensalada (para
  acompañar)

ALIÑO DE YOGUR DE SÉSAMO

4 cucharadas de yogur natural

2 cucharadas de aceite de oliva

1 cucharada de zumo de limón

1 cucharada de tahini

pimienta negra recién molida

1 Poner todos los ingredientes del falafel en la batidora y mezclar hasta conseguir una pasta suave. Verter la mezcla en un bol, cubrir con film transparente y dejar reposar al menos 30 minutos.

2 Para preparar la salsa de sésamo, poner todos los ingredientes en un bol y batir hasta que quede cremoso. Cubrir y meter a la nevera.

3 Dar forma de bolas a la mezcla de falafel.

4 En un wok, calentar el aceite de oliva a 190 °C. (Para asegurarse de que el aceite está lo suficientemente caliente, añadir un trocito de la mezcla de falafel y si sale a la superficie y chisporrotea, el aceite está listo.) Freír en tandas de seis falafeles en el wok y cocinar durante 30 minutos, hasta que estén dorados.

5 Sacar los falafeles del aceite con una espumadera y dejarlos escurrir sobre papel de cocina. Servir calientes con ensalada y pan de pita, y la salsa de yogur de sésamo al lado.

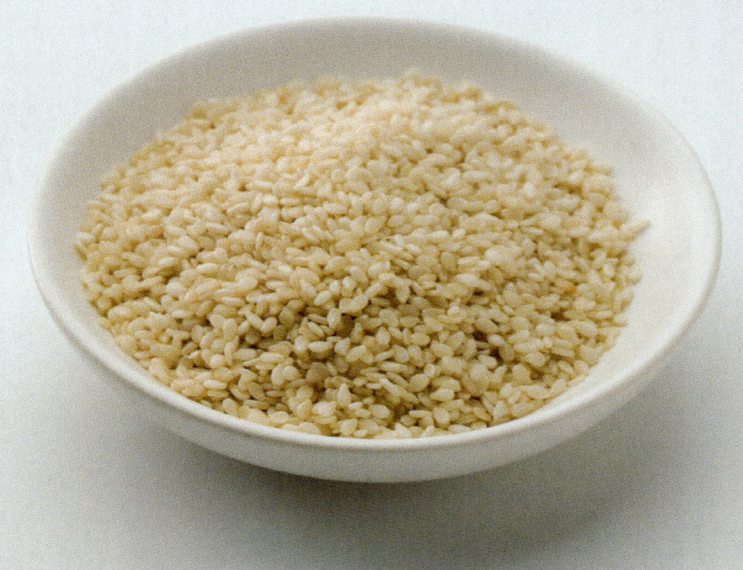

Postres, bizcochos, panes y tentempiés

Panqueques con suflé de fresas

500 g de fresas lavadas
y cortadas por la mitad
150 g de harina de repostería
20 g de mantequilla
2 huevos
250 ml de leche de soja
3 cucharadas de miel clara
1 cucharada de vinagre
balsámico
1 cucharada de azúcar glas
1 cucharadita de extracto
de vainilla
piel de un limón
azúcar glas para espolvorear

1 Para preparar la masa, mezclar la leche de soja, las yemas de huevo, la piel de limón, la harina, el azúcar y el extracto de vainilla en un bol grande. Remover hasta que esté suave. En otro bol, batir las claras de los huevos a punto de nieve y utilizar una cuchara de metal para incorporar poco a poco las claras a la masa.

2 Poner las fresas en un recipiente y bañarlas con la miel y el vinagre balsámico. Mezclar cuidadosamente con una cuchara para cubrir bien la fruta.

3 Para cada panqueque, calentar un poco de mantequilla en una sartén a fuego medio, hasta que se derrita. Echar 2 cucharadas de masa en la sartén e inclinarla para que la base quede cubierta con la mezcla. Cocinar durante 2 minutos, hasta que la base del panqueque esté dorada, después darle la vuelta con una espátula y cocinar 2 minutos más hasta que esté dorado e hinchado.

4 Sacarlo de la sartén y mantenerlo caliente. Repetir con la masa restante. Espolvorear con azúcar glas y servir caliente con las fresas.

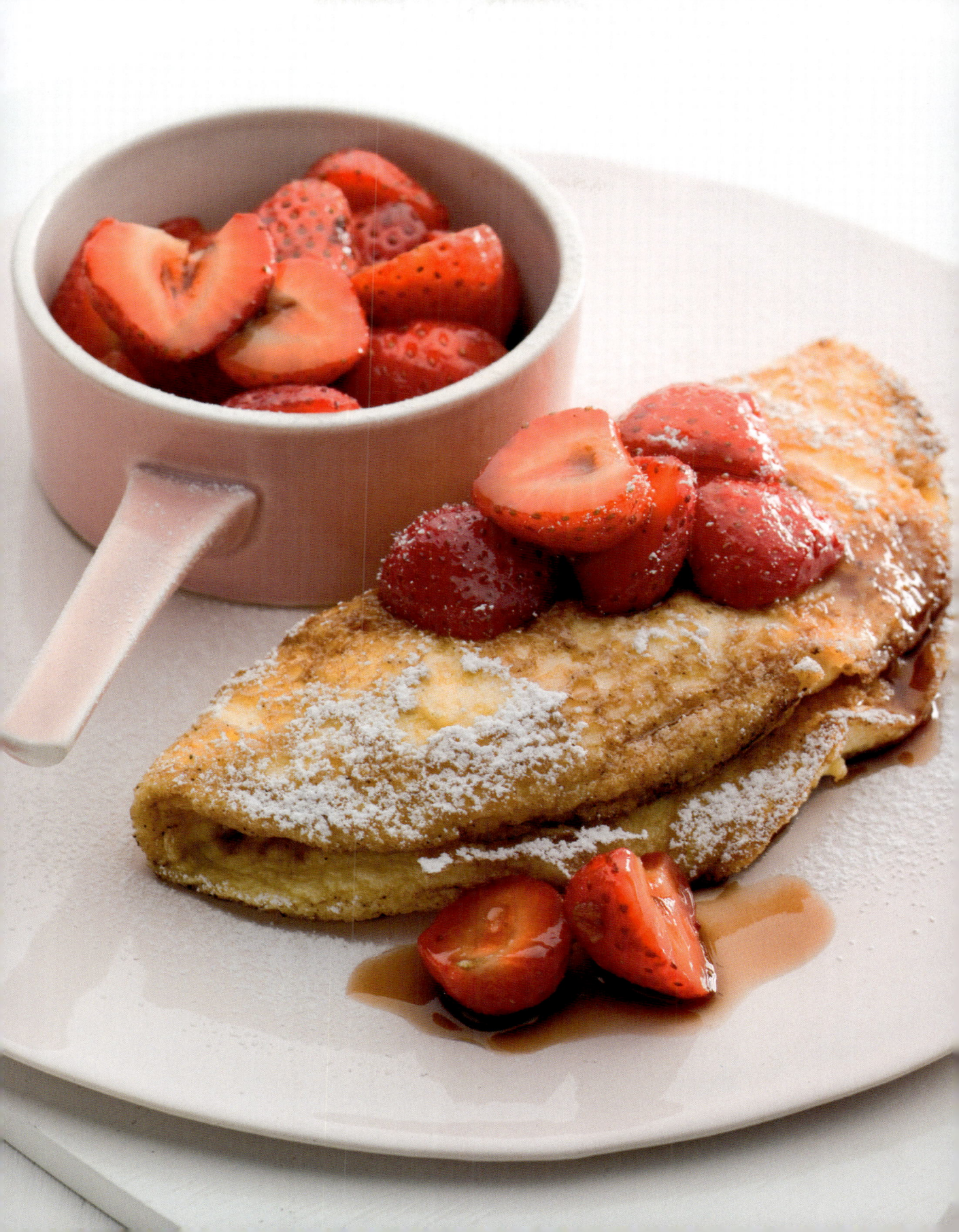

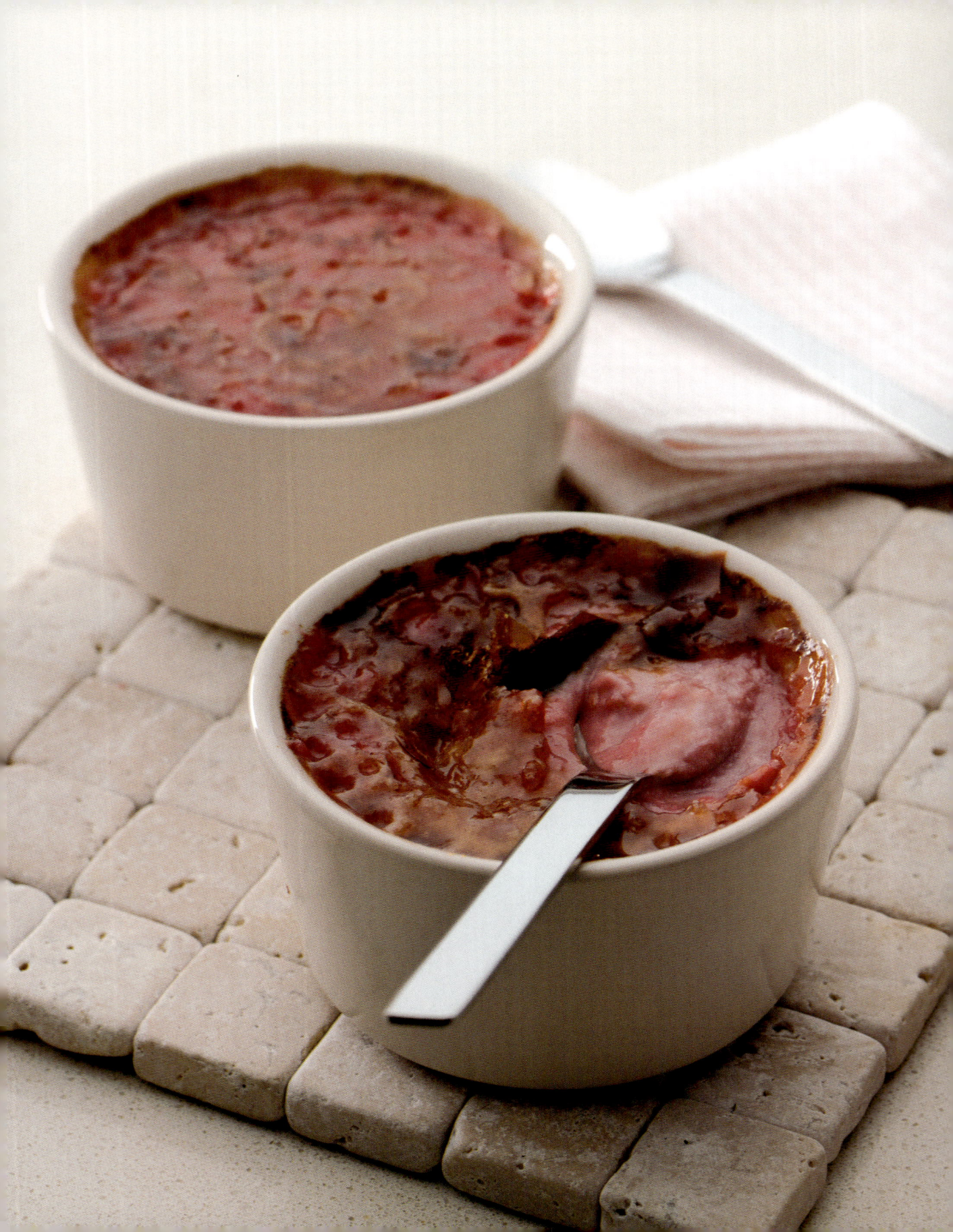

Frambuesa y tofu brûlée ←●

250 g de tofu sedoso
200 g de frambuesas
3 cucharadas de azúcar moreno
2 cucharadas de miel clara
aceite de girasol para engrasar

1 Precalentar el grill y engrasar cuatro moldes de cerámica medianos con aceite de girasol.

2 Batir las frambuesas, el tofu y la miel con una batidora hasta que la mezcla esté suave.

3 Echar la mezcla en los moldes y espolvorear el azúcar por encima. Introducirlo en el grill de 2 a 3 minutos, hasta que se forme una capa dura y dorada de azúcar (brûlée). O utilizar un soplete para caramelizar el azúcar. Servir inmediatamente.

Pastel de queso, manzana y tofu

MASA DE SEMILLAS
50 g de higos secos troceados
25 g de pipas de girasol
25 g de pipas de calabaza
25 g de semillas de sésamo
25 g de avellanas
½ cucharadita de mezcla
   de especias
margarina de soja para engrasar

RELLENO
450 g de manzanas peladas,
   sin semillas y troceadas
200 g de tofu
25 g de almendras molidas
25 g de arroz integral inflado
1 clara de huevo
2 cucharadas de zumo de limón
1 cucharadita de extracto
   de vainilla
1 cucharadita de canela

1 Precalentar el horno a 180 °C y engrasar con margarina un molde de base desmontable. El molde tiene que tener al menos 8 cm de profundidad. Poner los higos y una cucharada de agua caliente en un bol. Dejar reposar durante 10 minutos para que se ablanden. Pasar a una batidora y batir hasta hacer una mezcla cremosa.

2 Poner las semillas en un robot de cocina y procesar hasta que se haga un polvo. Pasar a un bol, agregar las avellanas y las especias y remover. Incorporar los higos a la mezcla y agua fría suficiente para hacer una pasta.

3 Cubrir la base del molde con la pasta utilizando las manos para extenderla. Hornear durante 10 minutos hasta que se dore. Sacar del horno y reservar.

4 Para hacer el relleno, poner las manzanas y el tofu en una batidora y echar 100 ml de agua. Batir hasta que se forme una pasta espesa y pasar a un bol grande.

5 En otro bol, batir la clara de huevo a punto de nieve. Con una cuchara de metal, incorporarla con cuidado a la pasta de manzana. Agregar el zumo de limón, el extracto de vainilla, la canela y las almendras molidas, y mezclar suavemente. Con una cuchara pasar al molde y espolvorear con el arroz integral inflado.

6 Hornear durante 30 minutos o hasta que esté listo.

7 Dejar que se enfríe durante 5 minutos y desmoldar. Dejar que se enfríe a temperatura ambiente y luego refrigerar. Servir frío.

Crema con caramelo

50 g de azúcar moreno más
   2 cucharaditas adicionales
3 huevos grandes batidos
240 ml de leche de soja
½ cucharadita de extracto
   de vainilla
aceite de girasol para engrasar
nata de soja (para acompañar)

I   Poner el azúcar en una cacerola pequeña y añadir 2 cucharadas de agua. Calentar a fuego lento hasta que el azúcar se haya disuelto. Subir el fuego a medio-alto, llevar a punto de ebullición sin remover y cocinar durante 3 minutos hasta que la mezcla esté dorada. Retirar del fuego y añadir 2 cucharaditas de agua hirviendo.

2   Precalentar el horno a 160 °C y engrasar una fuente de horno de 600 ml con aceite. Echar el sirope de azúcar en la fuente e inclinarla hasta que la base quede completamente cubierta.

3   En un bol, batir los huevos con la leche de soja, agregar el azúcar y el extracto de vainilla, y batir bien de nuevo. Pasar la mezcla a la fuente utilizando un colador y poner al baño María. Añadir suficiente agua de forma que llegue hasta la mitad de la fuente.

4   Hornear durante 50 minutos o hasta que esté listo. Sacar del horno y dejar enfriar durante 30 minutos. Volcar sobre una fuente de servir y refrigerar durante 1 hora.

Pudin de plátano y arroz

200 g de arroz de grano corto
2 plátanos machacados
750 ml de leche de soja
1 cucharadita de extracto
   de vainilla
1 cucharadita de nuez moscada
piel de 1 limón
mermelada sin azúcar (para
   acompañar)

I   Precalentar el horno a 180 °C. Poner en un bol los plátanos, el arroz, la leche de soja y el extracto de vainilla, y mezclar bien. Pasar a una fuente de horno de 1,75 l. Espolvorear la nuez moscada por encima con un colador fino.

2   Hornear durante 1 hora y media o 2 horas hasta que quede firme. Servir caliente con la mermelada.

Postre de ciruelas y tofu

225 g de tofu sedoso
100 g de ciruelas
2 cucharaditas de sirope de arce
arándanos o fresas (para
   acompañar)

1 Poner las ciruelas en un bol y cubrirlas con agua. Dejar en remojo al menos 12 horas o toda la noche. Escurrir, poner en una cacerola y cubrir con agua. Llevar a punto de ebullición a fuego medio y hervir de 10 a 15 minutos, o hasta que las ciruelas estén muy blandas. Escurrir de nuevo y conservar el agua.

2 Poner las ciruelas en una batidora. Agregar el tofu y el sirope de arce. Mientras se bate, añadir gradualmente el líquido de la cocción de las ciruelas hasta que se forme un puré espeso y cremoso.

3 Pasar a un bol y refrigerar durante 15 minutos. Servir rociado con arándanos o fresas.

Postre de fresas y tofu

225 g de tofu sedoso
50 g de almendras laminadas
15 fresas lavadas y cortadas
   por la mitad
3 cucharadas de miel clara
2 cucharadas de vino de
   Oporto
2 cucharaditas de extracto
   de vainilla

1 Poner las fresas y el vino en un bol, y mezclar suavemente. Dejar en reposo durante 1 hora, escurrir y reservar.

2 Poner el tofu en un bol y aplastarlo bien con un tenedor. Agregar la miel y el extracto de vainilla. Remover.

3 Servir el tofu con las fresas por encima y espolvorear con las almendras.

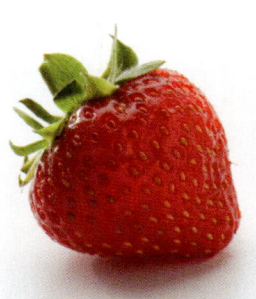

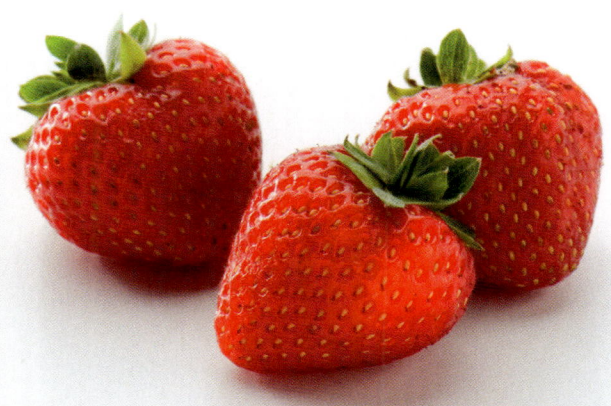

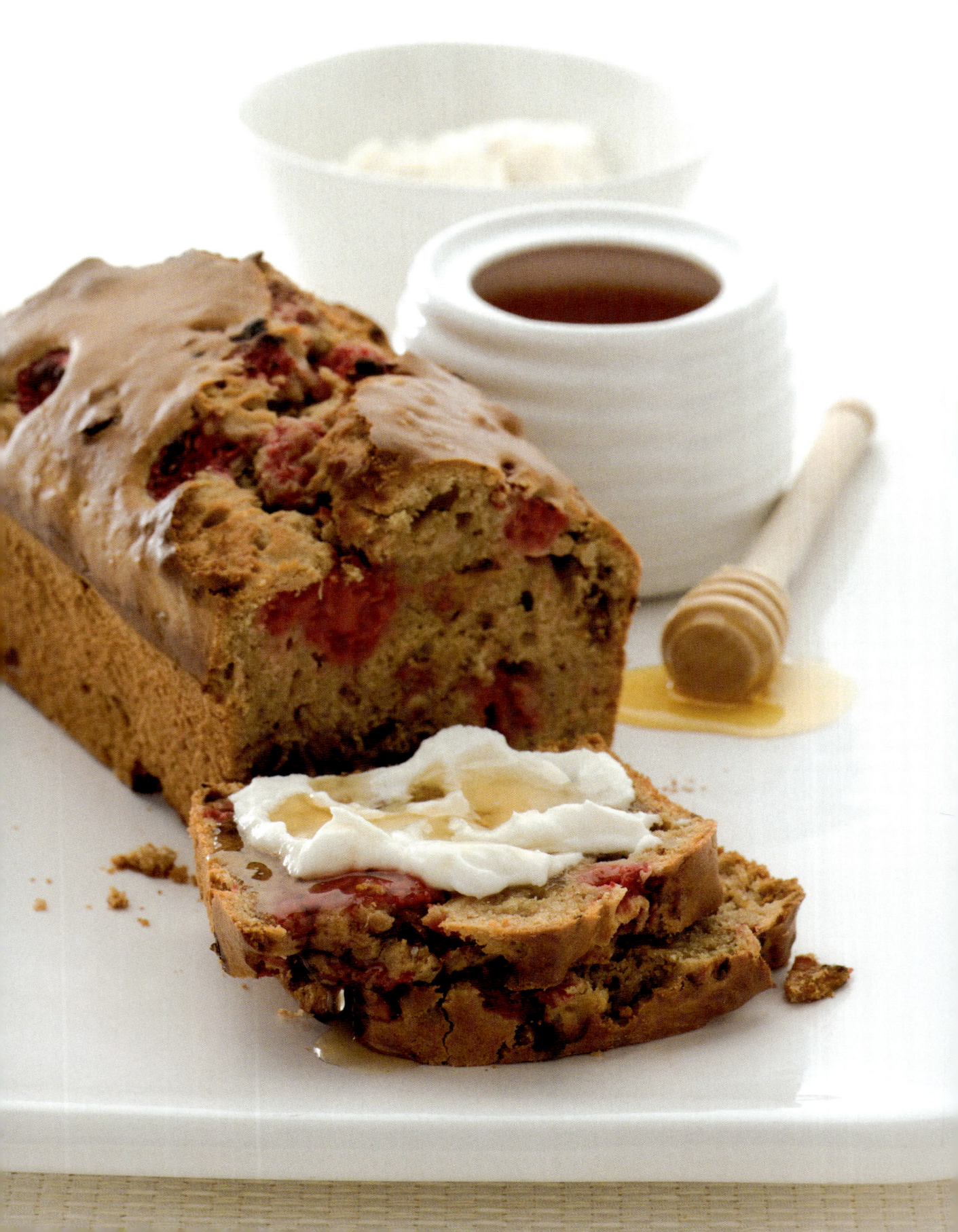

Ensalada de jengibre y fruta

1 kg de melón dulce
3 manzanas peladas sin semillas
   y troceadas
2 naranjas peladas y sin la
   corteza blanca
2 naranjas (el zumo)
2 piezas de raíz de jengibre en
   conserva finamente cortado
   más 3 cucharaditas del sirope
1 cucharadita de azúcar moreno
hojas de menta (para
   acompañar)

1 Poner el zumo de naranja, el sirope de raíz de jengibre y el azúcar en una cacerola. Calentar a fuego lento de 3 a 4 minutos, hasta que se disuelva el azúcar. Subir el fuego a medio-alto, llevar a punto de ebullición y cocinar durante 5 minutos o hasta que esté espeso. Retirar del fuego y dejar enfriar unos 0 minutos.

2 Cortar las naranjas en rodajas gruesas, luego en cuartos y retirar las semillas. Cortar el melón por la mitad, sacar las semillas y extraer la carne.

3 Poner toda la fruta en un bol y rociar con el sirope de jengibre. Remover bien, cubrir con un film transparente y refrigerar de 1 a 2 horas. Espolvorear las hojas de menta por encima y servir.

Pan de plátano y frambuesa ◂▸

225 g de harina de repostería
120 g de frambuesas
100 g de plátano maduro
   machacado
90 g de azúcar moreno
75 g de harina común
60 g de avellanas tostadas
   troceadas
60 g de plátano deshidratado
2 huevos batidos
125 ml de aceite vegetal
125 ml de leche de soja
1 cucharadita de canela molida
aceite de girasol para engrasar
queso cremoso de soja y miel
   clara (para acompañar)

1 Precalentar el horno a 180 °C y engrasar ligeramente con aceite de girasol un molde de 22 × 11 cm. Mezclar los plátanos machacados, el aceite vegetal, los huevos, el azúcar y la leche de soja en un bol grande.

2 Tamizar las harinas sobre la mezcla y agregar la canela. Mezclar y añadir las avellanas, el plátano seco y las frambuesas. Batir suavemente.

3 Pasar la mezcla al molde y hornear durante 1 hora, o hasta que esté dorado y al pincharlo el palillo salga limpio. Dejar enfriar durante 5 minutos, luego poner sobre una rejilla para que se enfríe completamente. Servir con queso cremoso y miel.

Tarta de jengibre ◆▸

100 g de margarina de girasol
100 g de harina de patata
100 g de harina de arroz
75 g de azúcar moreno
50 g de sémola de maíz
2 huevos
125 ml de sirope de caramelo
125 ml de melaza
125 ml de leche
2 cucharaditas de jengibre
    molido
½ cucharadita de mezcla
    de especias
½ cucharadita de levadura
    en polvo
aceite de girasol para engrasar

1   Precalentar el horno a 160 °C y engrasar con aceite de girasol un molde de base desmontable.

2   Derretir la margarina y el azúcar en una cacerola a fuego medio y gradualmente verter el sirope y la melaza. Mezclar.

3   Tamizar la sémola de maíz, las harinas y la levadura en un bol grande. Remover. Hacer un agujero en el centro y añadir la mezcla de sirope. Con una cuchara de madera, mezclar hasta que quede cremoso. En un bol, batir los huevos y la leche, y verter en la masa poco a poco, removiendo continuamente para mantener la masa suave.

4   Verter la mezcla en el molde y hornear durante 1 hora, o hasta que esté dorado y al pincharlo el palillo salga limpio. Dejar enfriar durante 5 minutos y luego colocarlo sobre una rejilla para que se enfríe completamente antes de servir.

Tarta de piña

300 g de piña pelada, sin
    corazón y cortada en trozos
    de 1 cm, o piña en su jugo,
    escurrida y troceada
100 g de ciruelas sin hueso
    y finamente cortadas
80 g de pipas de calabaza
    picadas
80 g de almendras molidas
4 huevos
6 cucharadas de harina de arroz
    integral
4 cucharadas de higos secos
4 cucharadas de pasas
1 cucharadita de bicarbonato
½ cucharadita de levadura
    en polvo
aceite de girasol para engrasar

1   Precalentar el horno a 180 °C y engrasar con aceite un molde de base desmontable de 20 cm.

2   Poner las ciruelas y los higos en una cacerola y añadir 150 ml de agua. Llevarlo a punto de ebullición a fuego medio, reducir el fuego al mínimo y dejar cocinar unos 5 minutos, o hasta que el agua se haya absorbido y la fruta esté blanda. Dejar enfriar unos 10 minutos.

3   Poner la piña en un bol y añadir las pasas y la fruta cocida.

4   En otro bol incorporar los huevos batidos a la mezcla de frutas. Añadir las almendras molidas, el bicarbonato, la levadura y la harina. Esparcir las pipas de calabaza y remover. Verter la mezcla en una fuente de horno y hornear durante 40 minutos o hasta que esté dorada. Dejar que se enfríe durante 5 minutos, después volcar sobre una rejilla y servir.

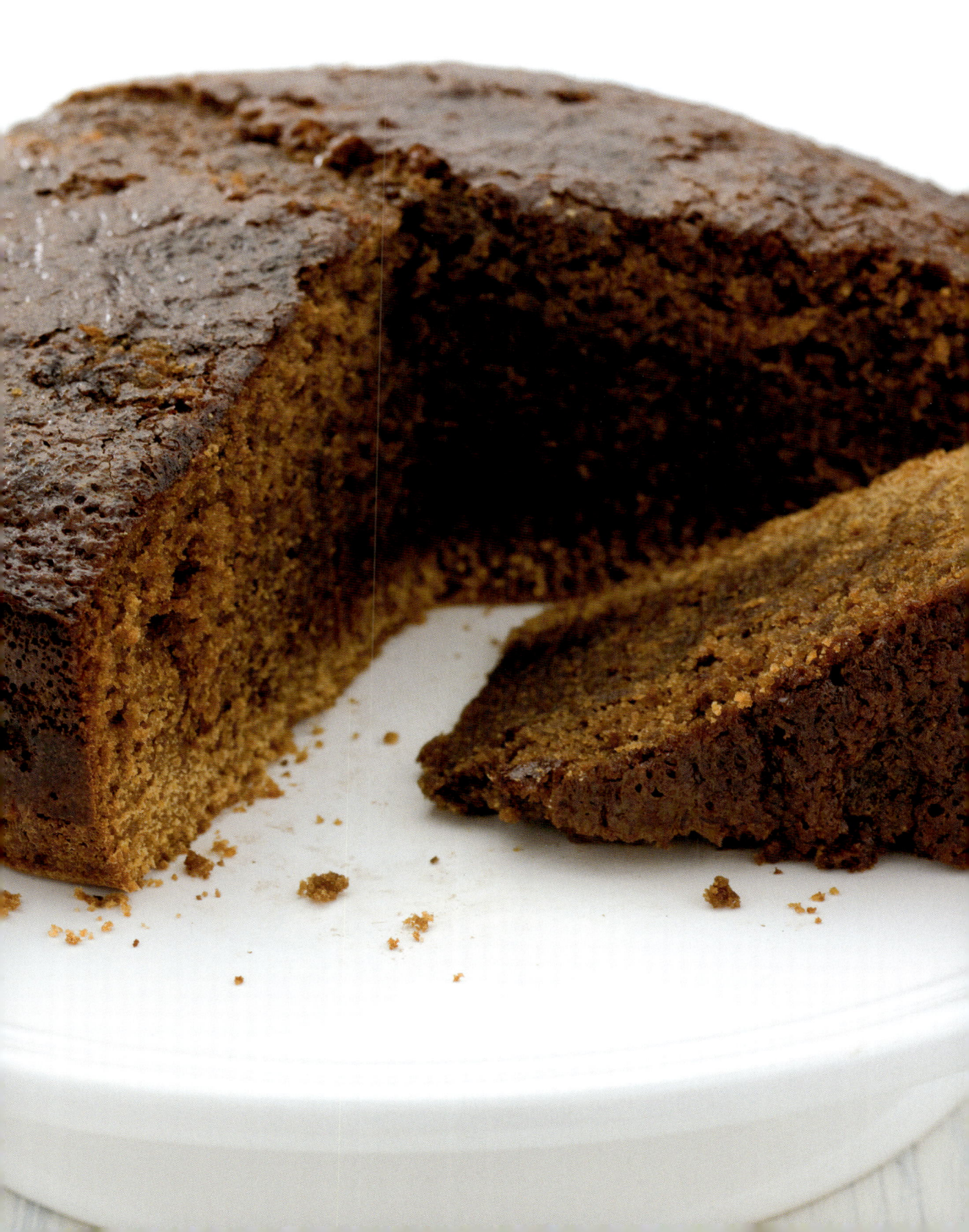

Barritas de semillas

100 g de arroz inflado

100 g de semillas de lino

100 g de pasas variadas
(sultanas, de California,
moscatel)

100 g de sirope de dátil

75 g de proteína aislada de soja
o polvo de proteína de soja

50 g de sirope de jengibre
o malta de arroz integral

50 g de pipas de girasol

50 g de pipas de calabaza

50 g de semillas de sésamo

50 g de albaricoques secos,
sin azufre, troceados

150 ml de leche de soja

2 cucharaditas de mezcla
de especias

2 cucharaditas de jengibre
molido (opcional)

aceite de girasol para engrasar

1   Precalentar el horno a 180 °C y engrasar con aceite de girasol una fuente de horno de 30 x 20 x 2,5 cm.

2   Poner todos los ingredientes secos en un bol y mezclar. Verter los siropes y la leche de soja. Remover bien. Pasar la mezcla a la fuente de horno y alisar la superficie con un cuchillo o la parte posterior de una cuchara.

3   Hornear durante 20 minutos o hasta que esté dorada. Dejar enfriar durante 5 minutos y después cortar en 8 barras. Enfriar completamente antes de servir.

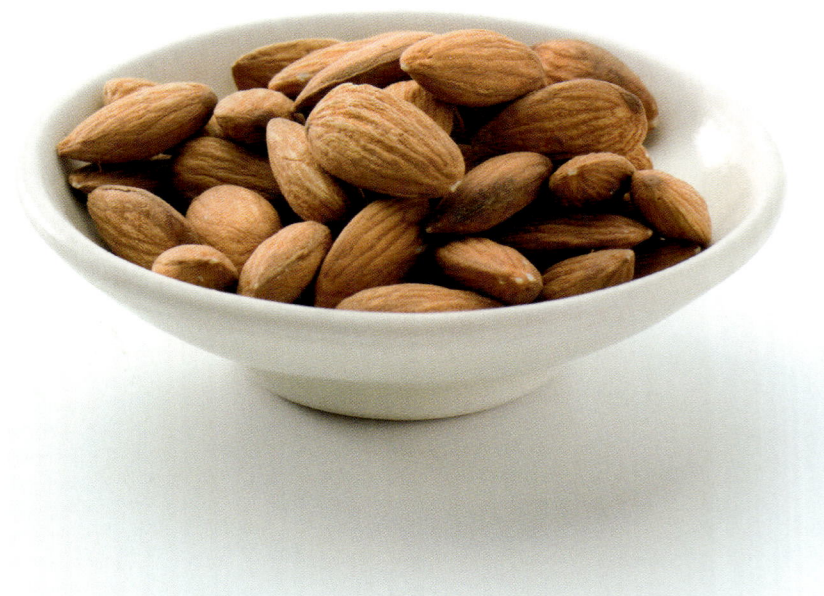

Barritas de fruta

100 g de albaricoques secos sin azufre y troceados

100 g de almendras molidas

50 g de frutas secas (pasas, manzana o melocotón troceados)

50 g de almendras troceadas

50 g de coco rallado más una cantidad extra para espolvorear

50 g de arroz inflado

100 ml de zumo de naranja

4 cucharadas de miel clara

1 cucharadita de cáscara de piel rallada

almendra laminada tostada (para poner por encima)

1 Precalentar el horno y untar con aceite una bandeja de horno. Poner el zumo de naranja en una cacerola mediana y añadir los albaricoques y la piel de naranja. Llevar a punto de ebullición a fuego medio, después reducir el fuego al mínimo y cocer durante 5 minutos, o hasta que el líquido se haya absorbido y la fruta esté blanda. Pasar a un bol grande.

2 Poner las almendras troceadas y el coco en dos bandejas de horno separadas. Hornear las almendras de 3 a 4 minutos, y el coco durante 1 minuto o hasta que esté ligeramente dorado.

3 Añadir el arroz inflado y las almendras molidas a la mezcla de albaricoques y mezclar bien. Incorporar el coco tostado, las almendras tostadas, la miel y la fruta seca.

4 Formar una bola grande con las manos y después aplastarla. Pasarla a la bandeja de horno y, con los dedos, apretar la mezcla contra las paredes de la bandeja.

5 Espolvorear la mezcla con un poco de coco rallado y almendras laminadas. Cortar en 12 barras y enfriar en la nevera durante unas 3 horas. Conservar en un recipiente cerrado en la nevera y consumirlas antes de una semana.

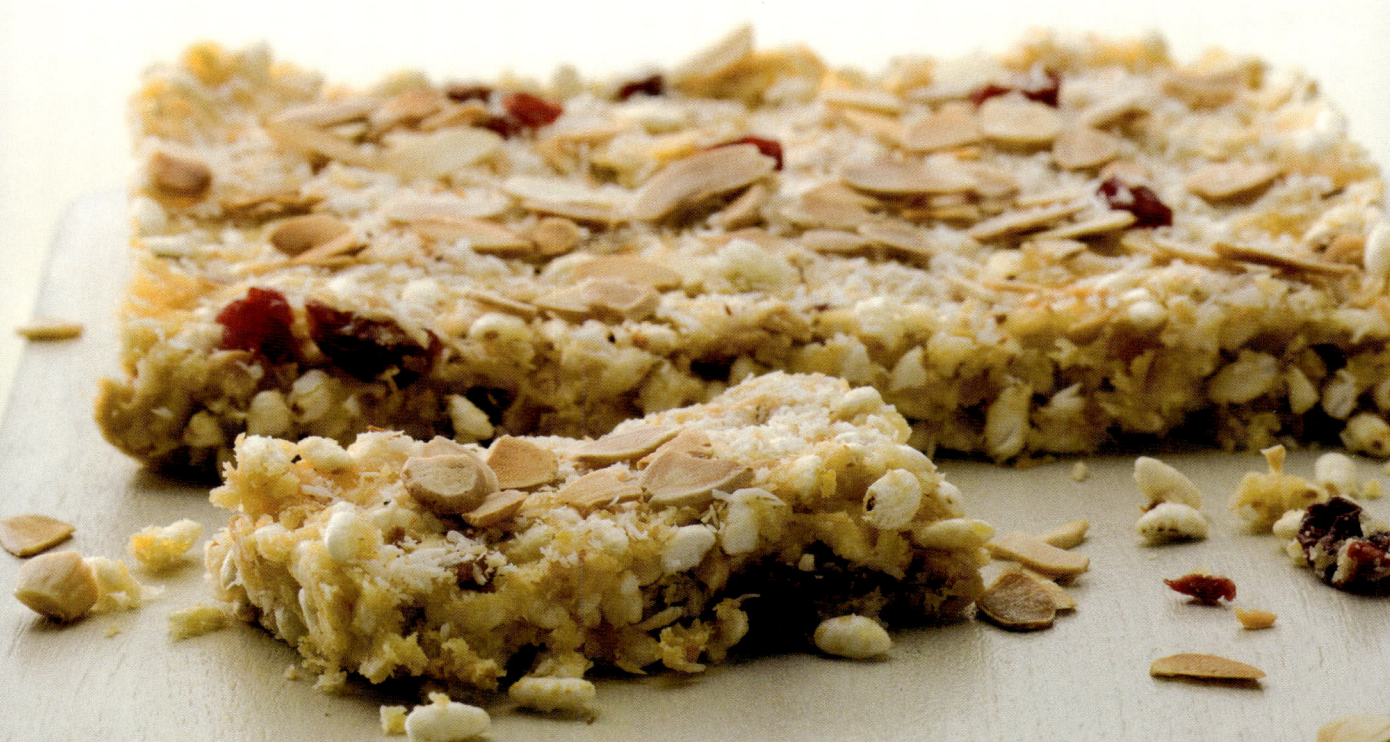

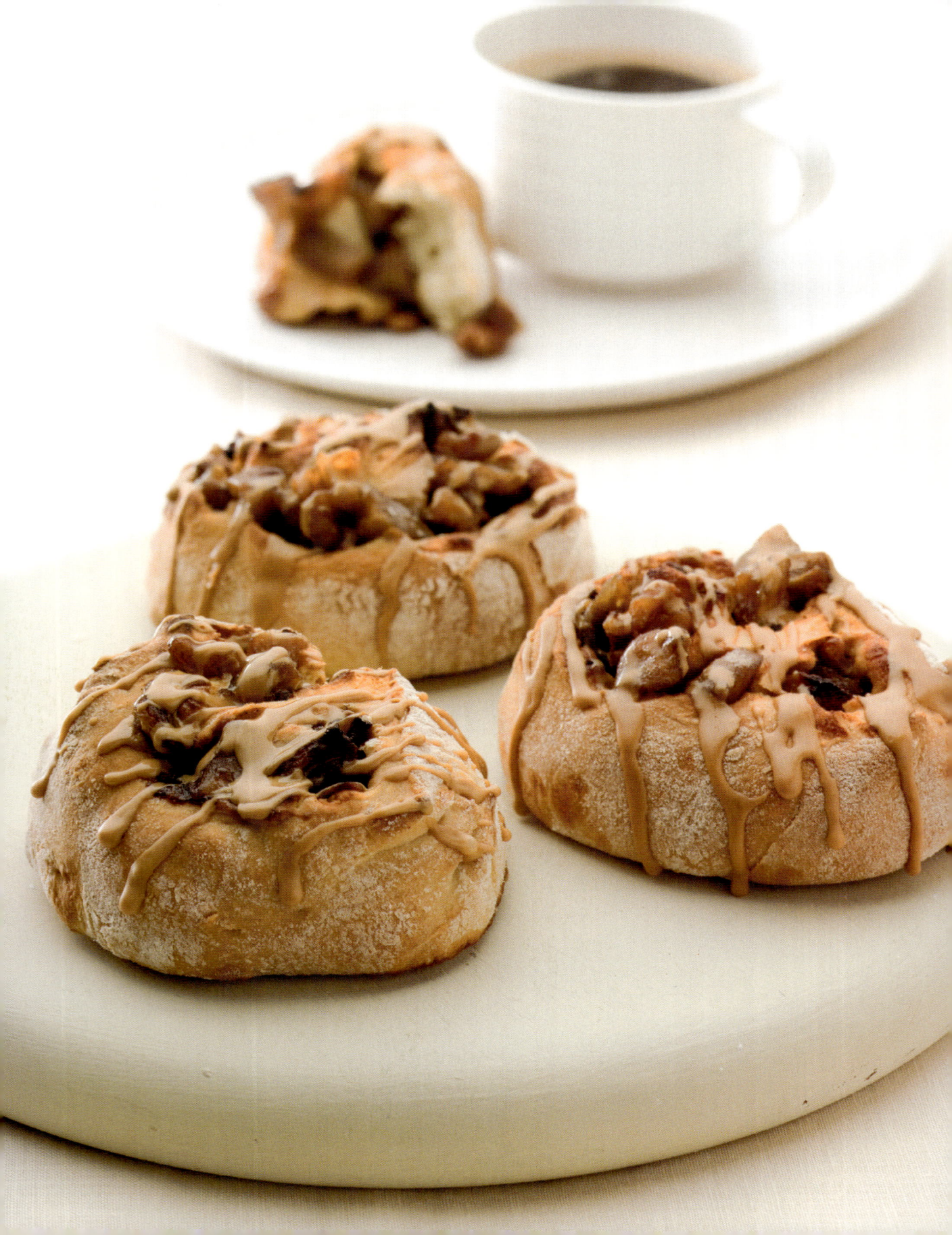

Rollitos de café, manzana y nueces

350 g de harina de repostería
  más una cantidad extra
  para espolvorear
350 g de manzanas verdes,
  peladas, sin semillas
  y cortadas en dados
80 g de azúcar moreno
70 g de mantequilla
60 g de nueces troceadas
250 ml de leche de soja
½ cucharadita de canela

GLASEADO
80 g de azúcar glas
1 cucharadita de café en polvo

1 Cortar 30 g de la mantequilla en daditos y enfriar en la nevera.

2 Calentar 40 g de mantequilla en una sartén a fuego medio hasta que se derrita. Añadir las manzanas y las nueces. Cocinar, removiendo de vez en cuando, durante 5 minutos o hasta que la manzana esté blanda. Agregar la canela y el azúcar, y cocinar durante 6 minutos más. Remover con frecuencia hasta que el azúcar caramelice. Retirar del fuego y dejar enfriar durante 5 minutos.

3 Tamizar la harina en un bol grande y añadir la mantequilla fría. Con los dedos deshacer los dados de mantequilla sobre la harina hasta que se hagan pequeños grumos. Hacer un agujero en el centro y verter la leche de soja. Con un cuchillo de punta redonda, mezclar la leche de soja con la pasta como haciendo cortes hasta conseguir una masa firme. Formar una bola con las manos agregando un poco más de harina si la masa es pegajosa. Cubrir con film transparente y enfriar en la nevera durante 30 minutos.

4 Precalentar el horno a 200 °C y forrar la bandeja de horno con papel encerado. Poner la masa sobre una superficie ligeramente enharinada y formar un rectángulo de 20 x 30 cm. Extender la mezcla de manzana sobre la masa. Enrollar a lo largo para que el relleno quede dentro. Poner el rollo con la unión hacia abajo sobre una tabla y cortar 8 porciones iguales. Poner las porciones sobre la bandeja de horno y cocer durante 20 minutos o hasta que estén doradas. Sacarlas de la bandeja y colocarlas sobre una rejilla para que se enfríen.

5 Para hacer el glaseado, poner el café en polvo en un bol pequeño y añadir una cucharada de agua caliente. Mezclar bien y después echar el azúcar glas rápidamente hasta que la mezcla esté suave. Verter el glaseado sobre los rollitos con una cuchara. Dejar que se seque durante 30 minutos y luego servir.

Magdalenas de manzana ••

100 g de tofu
100 g de manzana rallada
50 g de harina de patata
50 g de harina de arroz
50 g de harina de soja
50 g de harina de maíz
2 huevos
150 ml de leche de soja sin
   edulcorantes
1 cucharada de aceite de oliva
1 cucharadita de azúcar moreno
1 cucharadita de bicarbonato
½ cucharadita de cremor
   tártaro
¼ de cucharadita de ácido
   tartárico
margarina de soja para engrasar

I Precalentar el horno a 200 °C y engrasar un molde de 12 agujeros
para magdalenas con margarina de soja.

2 Con una batidora, mezclar el tofu, la manzana y los huevos hasta que
se forme una mixtura cremosa. Reservar.

3 Echar las harinas, el bicarbonato, el cremor tártaro y el ácido tartárico
en un bol grande. Añadir el aceite de oliva y el azúcar, y mezclar. Incorporar
la mezcla de tofu, asegurándose de no sobrepasarse, y no dejar reposar
ya que la masa se volvería muy espesa.

4 Rellenar los agujeros del molde con la mezcla y hornear de 12 a 15 minutos,
hasta que estén doradas. Dejar enfriar durante 5 minutos y luego pasar a
una rejilla para enfriar completamente. Servir templadas con acompañantes
dulces.

VARIACIÓN: Probar con 50 g de zanahoria rallada en lugar de tofu.

Bollitos de soja Sussex

150 g de harina de arroz
75 g de harina de soja
75 g de harina de maíz
3 huevos
275 ml de leche de soja
   sin edulcorantes
3 cucharadas de aceite
   de nueces
2 cucharadas de azúcar moreno
2 cucharaditas de
   fitocompuesto para
   espolvorear (véase pág. 71)
2 cucharaditas llenas de
   levadura común
1 ½ cucharadita de levadura
   rápida
aceite de girasol para engrasar

I Precalentar el horno a 180 °C y engrasar con aceite de girasol un molde
de 900 g. Tamizar las harinas en un bol. Añadir azúcar, el fitocompuesto
para espolvorear y las levaduras. Agregar el aceite y mezclar bien.
Incorporar los huevos, la leche de soja y una cucharada de agua fría.
Remover hasta que quede una mezcla cremosa.

2 Colocar la mezcla en el molde y hornear durante 50 minutos o hasta
que se torne dorada. Dejar enfriar durante 5 minutos y luego pasar a una
rejilla para que se enfríe completamente y luego servir.

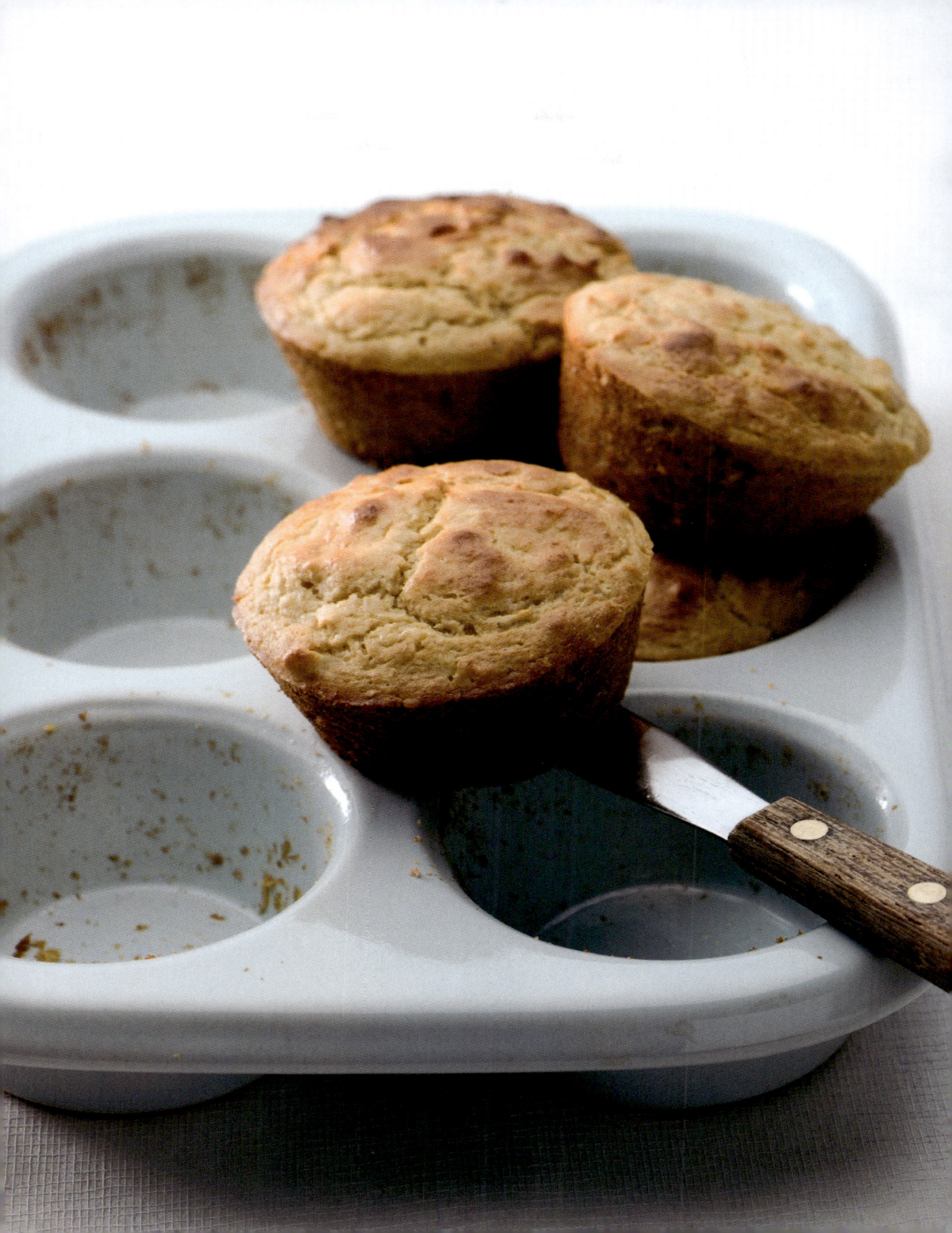

Pan plano fácil y rápido de hacer

150 g de harina de arroz
100 g de tofu
50 g de harina de maíz
25 g de harina de soja
1 huevo
150 ml de leche de soja sin
  edulcorantes
1 cucharada de aceite de soja
1 cucharadita de bicarbonato
1 cucharadita de cremor tártaro
1 cucharadita de azúcar moreno
½ cucharadita de ácido
  tartárico

1 Precalentar el horno a 220 °C y forrar una bandeja de horno de 25 cm con papel encerado. Poner el tofu y el huevo en una batidora y agregar leche de soja. Batir hasta que se obtenga una mezcla cremosa y suave.

2 Tamizar las harinas en un bol y agregar el bicarbonato, el cremor tártaro, el ácido tartárico y el azúcar, y después añadir aceite de soja. Ligar bien e incorporar la mezcla de tofu, asegurándose de no añadir demasiada o dejarla reposar porque de lo contrario la masa se volverá muy espesa.

3 Pasar a la bandeja de hornear y extender la mezcla con un cuchillo o paleta.

4 Hornear durante 35 minutos o hasta que esté ligeramente dorada. Dejar enfriar durante 5 minutos y luego volcar en una rejilla. Servir caliente.

Rebanadas de frutas

280 g de frutas secas
140 g de harina de soja
100 g de harina de trigo
  sarraceno
100 g de semillas de lino
100 g de almendras molidas
50 g de semillas de sésamo
50 g de pipas de girasol
800 ml de leche de soja
2 cucharadas de azúcar moreno
1 cucharada de canela
2 cucharaditas de levadura
1 cucharadita de nuez moscada
1 cucharadita de mezcla
  de especias
5 cm de raíz de jengibre
aceite de girasol para engrasar
mantequilla, queso, mantequilla
  de cacahuete o mermelada
  sin azúcar (para acompañar)

1 Tamizar las harinas en un bol grande y añadir el resto de ingredientes secos. Agregar la leche de soja y batir hasta formar una masa. Cubrir con film transparente y dejar reposar a temperatura ambiente durante una hora.

2 Precalentar el horno a 180 °C y engrasar con aceite de girasol un molde de 900 g. Colocar la mezcla en el molde y hornearla aproximadamente 1 hora y 15 minutos o hasta que el exterior esté firme y dorado. Dejar enfriar durante 5 minutos y después volcarlo en una rejilla. Dejar enfriar 10 minutos más si se quiere servir caliente o dejarlo enfriar completamente. Servir con mantequilla, queso, mantequilla de cacahuete o mermelada.

Pan de semillas

150 g de harina de soja
150 g de harina de arroz
75 g de harina de patata
75 g de pipas de girasol
50 g de semillas de sésamo
50 g de semillas de lino
50 g de semillas de alcaravea
310 ml de leche de soja
   sin edulcorantes
2 cucharaditas de cremor
   tártaro
2 cucharaditas de miel clara
1 cucharadita de bicarbonato
aceite de girasol para engrasar

1 Precalentar el horno a 180 °C y engrasar con aceite de girasol un molde de 450 g. Echar las harinas, el cremor tártaro y el bicarbonato en un bol grande. Añadir las semillas y remover bien. En un bol pequeño, batir la miel y la soja, y añadir los ingredientes secos.

2 Poner la mezcla en el molde y hornear de 40 a 45 minutos, o hasta que esté dorada y los bordes del pan se despeguen del molde. Dejar enfriar 5 minutos, volcar sobre una rejilla y dejar enfriar completamente antes de servir.

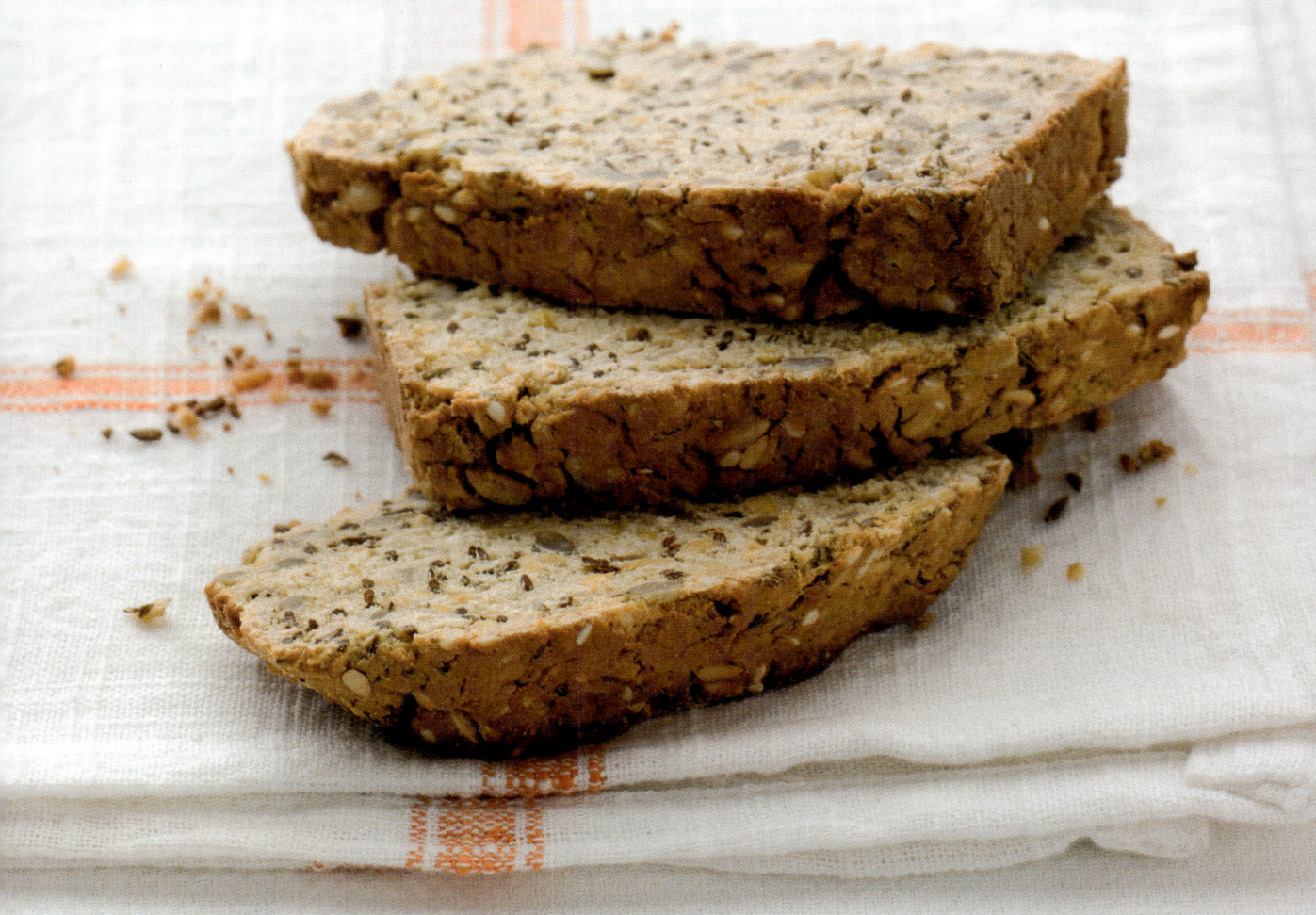

Planificación de menús ricos en fitoestrógenos

Sigue esta guía de menús durante las primeras cuatro semanas de tu plan natural para la menopausia, después diseña tus propios platos asegurándote de que consumes 100 mg de fitoestrógenos al día (ver pág. 27).

SEMANA 1

DÍA 1

Desayuno
Gachas hechas con leche de soja, plátano troceado, semillas de lino, almendras, pipas de girasol y pipas de calabaza.

Comida
Sopa de manzana y chirivía (pág. 86)
Torta de avena o pan francés
1 pieza de fruta

Cena
Pollo con aceitunas (pág. 109)
Judías verdes
Patata asada

Postre
Crema con caramelo (pág. 132)

Tentempiés
Albaricoques secos sin azufre
Barritas de semillas (pág. 138)

DÍA 2

Desayuno
Yogur de soja con semillas de lino, manzana troceada, pipas de girasol, pipas de calabaza y nueces pecanas

Comida
Patatas asadas con judías de soja picantes (pág. 94)
1 pieza de fruta

Cena
Hígado de cordero con naranja (pág. 115)
Verduras asadas

Postre
Postre de ciruelas y tofu (pág. 133)

Tentempiés
1 pieza de fruta
Rebanada de frutas (pág. 144)

DÍA 3

Desayuno
Muesli crujiente de almendras (pág. 70) con leche de soja y pera troceada

Comida
Caparazones de patata con brócoli y relleno de tofu (pág. 96)

Ensalada
1 pieza de fruta
Yogur de soja

Cena
Horneado de cordero y berenjena (pág. 115)
Arroz integral
Ensalada

Postre
Pastel de queso, manzana y tofu (pág. 131)

Tentempiés
1 pieza de fruta
Mezcla de frutos secos sin sal

DÍA 4

Desayuno
Panqueques de avena y plátano (pág. 68) con sirope de arce, yogur de soja y fruta fresca cortada

Comida
Arroz integral con ensalada de berro (pág. 76)
1 pieza de fruta

Cena
Filetes de salmón con jengibre (pág. 107)
Patatas
Judías verdes

Postre
Crema con caramelo (pág. 132)

Tentempiés
1 pieza de fruta
Tortas de arroz con mantequilla de frutos secos
Pipas de girasol y pipas de calabaza

DÍA 5

Desayuno
Revuelto de tofu (pág. 67)

Comida
Sopa de champiñones y menta (pág. 90)
Pan de semillas (pág. 145) con queso de soja
1 pieza de fruta

Cena
Risotto de alcachofa y limón con salmón y espárragos (pág. 100)

Postre
Postre de ciruela y tofu (pág. 133)

Tentempiés
1 pieza de fruta
Tortas de avena con compota de frutas

DÍA 6

Desayuno
Magdalenas de manzana (pág. 142)
Batido cremoso de plátano y dátiles (pág. 66) con fitocompuesto para espolvorear (pág. 71)

Comida
Tempeh turco sobre pan de pita (pág. 94)

Cena
Pollo asado al yogur (pág. 112)
Patatas asadas
Ensalada

Postre
Tarta de piña (pág. 136)

Tentempiés
1 pieza de fruta
Barritas de fruta (pág. 139)

DÍA 7

Desayuno
Fitomuesli (pág. 71) con leche de soja y pera troceada

Comida
Bollitos de soja Sussex (pág. 142) con queso de soja y ensalada de manzana, apio y remolacha (pág. 84)

Cena
Pasta horneada de atún e hinojo (pág. 106)

Postre
Ensalada de jengibre y fruta (pág. 135) con nata de soja

Tentempiés
Rollitos de café, manzana y nueces (pág. 141)
Batido de plátano (pág. 64)

SEMANA 2

DÍA 1

Desayuno
Gachas con compota
condimentada de fruta
(pág. 72) con leche de soja,
semillas de lino y pera cortada

Comida
Arancini de romero (pág. 95)
Ensalada
1 pieza de fruta
Yogur de soja

Cena
Musakas individuales (pág. 114)
Ensalada

Postre
Pudin de plátano y arroz
(pág. 132)

Tentempiés
Albaricoques secos sin azufre
Barritas de semillas (pág. 138)

DÍA 2

Desayuno
Muesli crujiente de almendras
(pág. 70) con leche de soja
y manzana troceada

Comida
Tacos de judías (pág. 98)
Ensalada
1 pieza de fruta

Cena
Caballa con limón y jengibre
(pág. 104)
Patatas
Ensalada

Postre
Pan de plátano y frambuesa
(pág. 135), con queso
cremoso de soja y miel

Tentempiés
1 pieza de fruta
Batido de frutas y nueces
(pág. 67)

DÍA 3

Desayuno
Arroz inflado con leche
de soja, espolvoreado con
plátano troceado, nueces
pecanas y fitocompuesto
para espolvorear (pág. 71)

Comida
Paté de zanahoria y albaricoque
(pág. 91)
Tortas de avena
Ensalada de verano (pág. 79)

Cena
Pollo asado al yogur (pág. 112)
Patatas asadas
Zanahorias
Repollo

Postre
Frambuesa y tofu brûlée
(pág. 131)

Tentempiés
1 pieza de fruta
Tarta de jengibre (pág. 136)

DÍA 4

Desayuno
Buñuelos de chile y maíz con
huevos revueltos (pág. 75)

Comida
Ensalada de escarola, fruta
y frutos secos (pág. 82)
Pan de semillas (pág. 145)
con queso de soja

Cena
Arroz con tofu y verduras
(pág. 121)

Postre
Pastel de queso, manzana y tofu
(pág. 131)

Tentempiés
1 pieza de fruta
Batido de ruibarbo y arándano
(pág. 64)

DÍA 5

Desayuno
Copos de maíz con leche
de soja, plátano troceado,
almendras y fitocompuesto
para espolvorear (pág. 71)

Comida
Huevos cocidos rebozados
con lentejas y aderezo de tofu
(pág. 85)
Ensalada
1 pieza de fruta

Cena
Crepes de mostaza y bacalao
(pág. 102)

Postre
Tarta de piña (pág. 136)

Tentempiés
1 pieza de fruta
Barritas de semillas (pág. 138)

DÍA 6

Desayuno
Revuelto de tofu (pág. 67)
con tomate y champiñones
sobre pan de centeno

Comida
Sopa de berros (pág. 86)
Pan de semillas (pág. 145)
con queso de soja
1 pieza de fruta

Cena
Pollo cremoso al curry
(pág. 109)
Arroz
Poppadam (tortitas hindúes)

Postre
Postre de ciruela y tofu
(pág. 133)

Tentempiés
Rebanada de frutas (pág. 144)
Mezcla de frutos secos

DÍA 7

Desayuno
1 pieza de fruta
Batido cremoso de plátano
y dátiles (pág. 66) con
fitocompuesto para
espolvorear (pág. 71)

Comida
Hummus (pág. 91)
Pan plano fácil y rápido
de hacer (pág. 144)
Ensalada de legumbres (pág. 83)

Cena
Fletán escalfado con salsa
de perejil (pág. 104)
Patatas asadas
Judías verdes

Postre
Crema con caramelo (pág. 132)

Tentempiés
1 pieza de fruta
Rollitos de café, manzana
y nueces (pág. 141)

SEMANA 3

DÍA 1

Desayuno
Panqueques de soja y arroz
(pág. 69) con bayas frescas
Comida
Crema de maíz con gambas
al ajillo (pág. 89)
Pan de centeno
1 pieza de fruta
Yogur de soja
Cena
Kebabs indonesios de tofu y
salsa de cacahuete (pág. 118)
Arroz
Judías verdes
Postre
Pudin de plátano y arroz
(pág. 132)
Tentempiés
Batido de frutas y nueces
(pág. 67)
Pipas de girasol y pipas
de calabaza

DÍA 2

Desayuno
Fitomuesli (pág. 71) con leche
de soja y plátano troceado
Comida
Ensalada niçoise con aderezo
de soja (pág. 80)
1 pieza de fruta
Cena
Lasaña (pág. 119)
Ensalada
Postre
Postre de ciruela y tofu
(pág. 133)
Tentempiés
Pan de semillas (pág. 145),
tostado, con compota
de frutas
Albaricoques secos sin azufre

DÍA 3

Desayuno
Gachas con compota
condimentada de fruta
(pág. 72) con fitocompuesto
para espolvorear (pág. 71)
y leche de soja
Comida
Sopa de soja verde y verduras
(pág. 90)
Pan de semillas (pág. 145)
con queso de soja
Cena
Quiche de champiñones
y espinacas (pág. 123)
Ensalada
Postre
Tarta de jengibre (pág. 136)
con yogur de soja
Tentempiés
1 pieza de fruta
Tortas de avena con
mantequilla de frutos secos

DÍA 4

Desayuno
Yogur de soja con almendras y
semillas de lino espolvoreadas
Rollitos de café, manzana
y nueces (pág. 141)
Comida
Tortilla campera (pág. 123)
Ensalada
1 pieza de fruta
Cena
Pescado en salsa de soja dulce
con espinacas (pág. 106)
Ensalada verde
Postre
Ensalada de jengibre y fruta
(pág. 135)
Tentempiés
Barritas de semillas (pág. 138)
Mezcla de frutos secos sin sal

DÍA 5

Desayuno
Revuelto de tofu (pág. 67)
con tomate y champiñones
sobre pan de centeno
Comida
Ensalada de naranja y aguacate
(pág. 82)
Pan de semillas (pág. 145)
con queso de soja
1 pieza de fruta
Cena
Pollo al curry verde tailandés
(pág. 110)
Arroz de jazmín
Postre
Yogur de soja espolvoreado
con pipas de girasol y pipas
de calabaza
Tentempiés
Pan de plátano y frambuesa
(pág. 135)
Batido de ruibarbo y arándano
(pág. 64)

DÍA 6

Desayuno
Muesli crujiente de almendras
(pág. 70) con leche de soja
y pera cortada
Comida
Salteado de tofu, judías
y hierbas (pág. 92)
Arroz
Cena
Falafel con aderezo de yogur
de sésamo (pág. 127)
Pan de pita y ensalada
Postre
Frambuesa y tofu brûlée
(pág. 131)
Tentempiés
1 pieza de fruta
Tortas de arroz con mantequilla
de frutos secos
Pipas de girasol y pipas
de calabaza

DÍA 7

Desayuno
Panqueques de soja y trigo
sarraceno (pág. 69)
Comida
Tempeh con col china y fideos
(pág. 92)
Cena
Cerdo a la naranja y salsa
de hierbas (pág. 116)
Patatas
Brócoli
Judías verdes
Postre
Panqueques con suflé de fresas
(pág. 128)
Nata de soja
Tentempiés
1 pieza de fruta
Barrita de fruta (pág. 139)

SEMANA 4

DÍA 1

Desayuno
Fitomuesli (pág. 71) con leche
de soja y pera troceada
Comida
Sopa de pollo y fideos (pág. 89)
Pan de centeno
1 pieza de fruta
Yogur de soja
Cena
Tortilla de soja y verduras
al horno (pág. 123)
Ensalada
Postre
Tarta de piña (pág. 136)
Tentempiés
1 pieza de fruta
Leche de soja con canela y miel
(pág. 66)
Pipas de girasol y pipas
de calabaza

DÍA 2

Desayuno
Yogur de soja espolvoreado con
manzana troceada, semillas
de lino, pipas de girasol, pipas
de calabaza y nueces pecanas
troceadas
Comida
Judías de soja refritas (pág. 97)
Tacos
1 pieza de fruta
Cena
Salteado de ternera con
albaricoques y nueces
(pág. 112)
Arroz
Calabacines
Postre
Postre de ciruelas y tofu
(pág. 133)
Tentempiés
Batido de frutas y nueces
(pág. 67)
1 pieza de fruta

DÍA 3

Desayuno
Panqueques de avena y plátano
(pág. 68) con sirope de arce,
yogur de soja y fruta fresca
troceada
Comida
Hummus (pág. 91) con crudités
Tortas de avena
1 pieza de fruta
Cena
Albóndigas de tofu (pág. 120)
Arroz
Brócoli
Calabacines
Postre
Tarta de jengibre (pág. 136)
con yogur de soja
Tentempiés
Pan de semillas (pág. 145),
tostado, con compota
de frutas
Albaricoques secos sin sulfuro

DÍA 4

Desayuno
Tortas de arroz con compota
de frutas
Yogur de soja con frutas frescas
cortadas y semillas de lino
Comida
Ensalada de cacahuete
y manzana (pág. 82)
Pan de semillas (pág. 145)
con queso de soja
Cena
Suflé de queso y espinacas
(pág. 124)
Ensalada
Postre
Pastel de queso, manzana
y tofu (pág. 131)
Tentempiés
1 pieza de fruta
Tortas de avena con
mantequilla de frutos secos

DÍA 5

Desayuno
Gachas preparadas con leche
de soja y espolvoreadas con
albaricoques secos sin azufre,
semillas de lino y almendras
Comida
Ensalada oriental de arroz
(pág. 79)
1 pieza de fruta
Yogur de soja
Cena
Bolas de pescado escalfado
(pág. 103)
Arroz
Brócoli
Judías verdes
Postre
Postre de fresas y tofu
(pág. 133)
Tentempiés
Pan de semillas (pág. 145),
tostado, con compota
de frutas
Mezcla de frutos secos sin sal

DÍA 6

Desayuno
Muesli crujiente de almendras
(pág. 70) con leche de soja
y plátano troceado
Comida
Ensalada de col (pág. 82)
Patatas asadas
Batido de frutas y nueces
(pág. 67)
Cena
Lentejas rojas y crema de coco
(pág. 120)
Arroz
Calabacines
Postre
Ensalada de jengibre y fruta
(pág. 135) con nata de soja
Tentempiés
1 pieza de fruta
Pan de plátano y frambuesa
(pág. 135)

DÍA 7

Desayuno
Yogur de soja espolvoreado
con plátano troceado, pipas de
girasol, semillas de lino, pipas
de calabaza y nueces pecanas
troceadas
Comida
Crema de maíz con gambas
al ajillo (pág. 89)
Pan de centeno
1 pieza de fruta
Yogur de soja
Cena
Fideos en salsa picante
de sésamo (pág. 116)
Brócoli
Judías verdes
Postre
Frambuesa y tofu brûlée
(pág. 131)
Tentempiés
1 pieza de fruta
Tortas de arroz con mantequilla
de frutos secos
Pipas de girasol y pipas
de calabaza

Contenido nutricional de los alimentos

Utiliza estas tablas para guiarte en tu selección diaria de alimentos. Todos los alimentos son crudos salvo que se indique lo contrario.

Vitamina A — retinol

Microgramos por 100 g

Leche desnatada 1
Leche semidesnatada 21
Arenque, a la parrilla 49
Leche entera 52
Gachas hechas con leche 56
Queso cheddar 325
Margarina 800
Mantequilla 815
Hígado de cordero, cocido 15.000

Vitamina B1 — tiamina

Microgramos por 100g

Melocotón 0,02
Queso cottage 0,02
Manzana Cox 0,03
Leche completa 0,04
Leche desnatada 0,04
Leche semidesnatada 0,04
Queso cheddar 0,04
Plátano 0,04
Uva blanca 0,04
Judías verdes, cocidas 0,04
Yogur desnatado 0,05
Melón cantaloupe 0,05
Tomate 0,06
Pimiento verde 0,07
Huevo, cocido 0,08
Pollo, asado 0,08
Bacalao, a la parrilla 0,08
Abadejo, al vapor 0,08
Pavo, asado 0,09
Caballa, cocida 0,09

Repollo de hojas rizadas, hervido 0,1
Naranja 0,1
Coles de Bruselas, hervidas 0,1
Patatas nuevas, hervidas 0,11
Judías de soja, hervidas 0,12
Pimiento rojo 0,12
Lentejas, hervidas 0,14
Salmón, al vapor 0,2
Maíz 0,2
Espaguetis blancos, hervidos 0,21
Almendras 0,24
Harina blanca de repostería 0,3
Platija, al vapor 0,3
Beicon, cocinado 0,35
Nueces 0,4
Harina integral 0,47
Hígado de cordero, cocido 0,49
Nueces de Brasil 1
Copos de maíz 1
Cereales de arroz inflado 1
Germen de trigo 2,01

Vitamina B2 — riboflavina

Microgramos por 100g

Repollo, hervido 0,01
Patatas, hervidas 0,01
Arroz integral, hervido 0,02
Pera 0,03
Espaguetis integrales, cocidos 0,03
Harina blanca de repostería 0,03
Naranja 0,04

Espinacas, cocidas 0,05
Judías horneadas 0,06
Plátano 0,06
Pan blanco 0,06
Pimiento verde 0,08
Lentejas, hervidas 0,08
Judías de soja, hervidas 0,09
Pan integral 0,09
Harina integral 0,09
Cacahuetes 0,1
Salmón, al horno 0,11
Pimiento rojo 0,15
Leche entera 0,17
Aguacate 0,18
Arenque, a la parrilla 0,18
Leche semidesnatada 0,18
Pollo, asado 0,19
Pavo, asado 0,21
Queso cottage 0,26
Harina de soja 0,31
Gambas, cocidas 0,34
Huevo, cocido 0,35
Tapa de ternera, cocida 0,35
Pierna de cordero, cocida 0,38
Queso cheddar 0,4
Muesli 0,7
Almendras 0,75
Copos de maíz 1,5
Cereales de arroz inflado 1,5

Vitamina B3 — niacina

Microgramos por 100g

Huevo, hervido 0,07
Queso cheddar 0,07
Leche entera 0,08

Leche desnatada 0,09
Leche semidesnatada 0,09
Queso cottage 0,13
Manzana Cox 0,2
Repollo, hervido 0,3
Naranja 0,4
Judías de lata 0,5
Patatas, hervidas 0,5
Judías de soja, hervidas 0,5
Lentejas, hervidas 0,6
Plátano 0,7
Tomate 1
Aguacate 1,1
Pimiento verde 1,1
Arroz integral, hervido 1,3
Espaguetis integrales, hervidos 1,3
Harina blanca de repostería 1,5
Bacalao a la parrilla 1,7
Pan blanco 1,7
Harina de soja 2
Pimiento rojo 2,2
Almendras 3,1
Arenque, a la parrilla 4
Pan integral 4,1
Harina integral 5,7
Muesli 6,5
Tapa de ternera, cocida 6,5
Pierna de cordero, cocida 6,6
Salmón, al horno 7
Pollo, asado 8,2
Pavo, asado 8,5
Gambas, hervidas 9,5
Cacahuetes 13,8
Cereales de arroz inflado 16
Copos de maíz 16

Vitamina B6 — piridoxina

Microgramos por 100g

Zanahorias 0,05
Leche entera 0,06
Leche desnatada 0,06
Leche semidesnatada 0,06
Mandarinas (satsuma) 0,07
Pan blanco 0,07
Arroz 0,07
Repollo, hervido 0,08
Queso cottage 0,08
Manzana Cox 0,08
Pasta integral, hervida 0,08
Guisantes congelados 0,09
Espinacas, hervidas 0,09
Queso cheddar 0,1
Naranja 0,1
Brócoli, hervido 0,11
Judías de bote 0,12
Huevo, hervido 0,12
Judías rojas, hervidas 0,12
Pan integral 0,12
Tomate 0,14
Almendras 0,15
Coliflor, hervida 0,15
Coles de Bruselas, hervidas 0,19
Maíz, hervido 0,21
Pierna de cordero, cocida 0,22
Zumo de uva 0,23
Pollo, asado 0,26
Lentejas, hervidas 0,28
Plátano 0,29
Nueces de Brasil 0,31
Patatas, hervidas 0,32
Pavo, asado 0,33

Arenque, a la parrilla 0,33
Tapa de ternera, cocida 0,33
Aguacate 0,36
Bacalao a la parrilla 0,38
Salmón, al horno 0,57
Harina de soja 0,57
Avellanas 0,59
Cacahuetes 0,59
Nueces 0,67
Muesli 1,6
Copos de maíz 1,8
Cereales de arroz inflado 1,8

Vitamina B12 — cianocobalamina

Microgramos por 100g

Tempeh 0,1
Miso 0,2
Micoproteína 0,3
Leche entera 0,4
Leche desnatada 0,4
Leche semidesnatada 0,4
Extracto de levadura 0,5
Queso cottage 0,7
Huevos, cocidos 1
Huevos, escalfados 1
Fletán, al vapor 1
Langosta, cocida 1
Bizcocho esponjoso 1
Pavo, carne blanca, asado 1
Gofres 1
Queso cheddar 1,2
Huevos, revueltos 1,2
Chipirón 1,3
Huevos, fritos 1,6
Gambas, hervidas 1,8

Queso parmesano 1,9
Carne de ternera magra, cocinada 2
Bacalao, al horno 2
Copos de maíz 2
Cerdo, cocinado 2
Cereales de arroz inflado 2
Carne magra, a la parrilla 2
Queso edam 2,1
Huevos completos, de criadero, hervidos 2,4
Leche entera, en polvo 2,4
Leche desnatada, en polvo 2,6
Huevos completos, de corral, hervidos 2,7
Algas kombu 2,8
Chipirón congelado, cocido 2,9
Taramasalata 2,9
Pato, asado 3
Pavo, carne oscura, asado 3
Atún, enlatado en aceite 5
Arenque, cocido 6
Huevas de arenque, fritas 6
Salmón, al vapor 6
Extracto de carne 8,3
Caballa, frita 10
Conejo, estofado 10
Huevas de bacalao, fritas 11
Ostras 15
Algas nori 27,5
Sardinas, enlatadas en aceite 28
Riñones de cordero, fritos 79

Folato/ácido fólico

Microgramos por 100g

Manzana Cox 4

Pierna de cordero, cocida 4
Leche entera 6
Leche desnatada 6
Leche semidesnatada 6
Gachas con leche entera 7
Nabo, al horno 8
Boniato, al horno 8
Pepino 9
Arenque, a la parrilla 10
Pollo, asado 10
Aguacate 11
Bacalao a la parrilla 12
Plátano 14
Pavo, asado 15
Zanahorias 17
Boniato, al horno 17
Tomate 17
Tapa de ternera, cocida 17
Colinabo, cocido 18
Fresas 20
Nueces de Brasil 21
Pimiento rojo 21
Pimiento verde 23
Pan de centeno 24
Dátiles, frescos 25
Patatas nuevas, hervidas 25
Uvas 26
Tortas de avena 26
Queso cottage 27
Salmón, al horno 29
Repollo, hervido 29
Cebolla, hervida 29
Pan blanco 29
Naranja 31
Judías de bote 33
Queso cheddar 33

Clementinas 33

Frambuesas 33

Mandarinas (satsuma) 33

Biscotes de centeno 35

Patata, al horno con piel 36

Rábano 38

Huevo, hervido 39

Pan integral 39

Judías rojas, hervidas 42

Patata, al horno 44

Guisantes congelados 47

Almendras 48

Chirivía, hervida 48

Coliflor, hervida 51

Judías verdes, hervidas 57

Brócoli, hervido 64

Nueces 66

Alcachofas, hervidas 68

Avellanas 72

Espinacas, hervidas 90

Coles de Bruselas, hervidas 110

Cacahuetes 110

Muesli 140

Maíz, hervido 150

Espárragos 155

Garbanzos 180

Hígado de cordero, frito 240

Copos de maíz 250

Cereales de arroz inflado 250

Hígado de ternera, frito 320

Vitamina C

Microgramos por 100g

Leche entera 1

Leche desnatada 1

Judías rojas, hervidas 1

Zanahorias 2

Pepino 2

Muesli con frutas secas 2

Albaricoques 6

Aguacate 6

Pera 6

Patata, hervida 6

Espinacas, hervidas 8

Manzana Cox 9

Nabo, hervido 10

Plátano 11

Guisantes congelados 12

Hígado de cordero, frito 12

Piña 12

Leche en polvo desnatada 13

Grosellas, hervidas 14

Dátiles 14

Melón 17

Tomate 17

Repollo, hervido 20

Melón cantaloupe 26

Coliflor, hervida 27

Mandarinas (satsuma) 27

Melocotón 31

Frambuesas 32

Copos de salvado 35

Uvas 36

Mango 37

Nectarina 37

Quinoto 39

Brócoli, hervido 44

Lichis 45

Zumo de manzana sin endulzar 49

Naranja 54

Kiwi 59

Coles de Bruselas, hervidas 60

Fresas 77

Grosella negra 115

Vitamina D

Microgramos por 100g

Leche desnatada 0,01

Leche entera 0,03

Queso fresco 0,05

Queso cheddar 0,26

Copos de maíz 2,8

Cereales de arroz inflado 2,8

Margarina 8

Vitamina E

Microgramos por 100g

Leche semidesnatada 0,03

Patatas, hervidas 0,06

Pepino 0,07

Queso cottage 0,08

Leche entera 0,09

Repollo, hervido 0,1

Pierna de cordero, cocida 0,1

Coliflor, hervida 0,11

Pollo, asado 0,11

Guisantes congelados 0,18

Judías rojas, hervidas 0,2

Pan integral 0,2

Naranja 0,24

Tapa de ternera, cocida 0,26

Plátano 0,27

Arroz integral, hervido 0,3

Arenque, a la parrilla 0,3

Hígado de cordero, frito 0,32

Judías de bote 0,36

Copos de maíz 0,4

Pera 0,5

Queso cheddar 0,53

Zanahorias 0,56

Lechuga 0,57

Manzana Cox 0,59

Bacalao a la parrilla 0,59

Cereales de arroz inflado 0,6

Ciruelas 0,61

Zumo de naranja sin endulzar 0,68

Puerros, hervidos 0,78

Maíz, hervido 0,88

Coles de Bruselas, hervidas 0,9

Brócoli, hervido 1,1

Huevo, hervido 1,11

Tomate 1,22

Berros 1,46

Perejil 1,7

Espinacas, hervidas 1,71

Aceitunas 1,99

Mantequilla 2

Cebollas, desecadas 2,69

Champiñones, fritos 2,84

Aguacate 3,2

Muesli 3,2

Nueces 3,85

Mantequilla de cacahuete 4,99

Aceite de oliva 5,1

Boniato, al horno 5,96

Nueces de Brasil 7,18

Cacahuetes 10,09

Piñones 13,65

Almendras 23,96

Avellanas 24,98

Aceite de girasol 48,7

Calcio

Microgramos por 100g

Manzana Cox 4

Arroz integral, hervido 4

Patatas, hervidas 5

Plátano 6

Tapa de ternera, cocida 6

Pasta blanca, hervida 7

Tomate 7

Pierna de cordero, cocida 8

Pimiento rojo 8

Pollo, asado 9

Pavo, asado 9

Aguacate 11

Pera 11

Mantequilla 15

Copos de maíz 15

Arroz, hervido 18

Bacalao a la parrilla 22

Lentejas, hervidas 22

Salmón, al horno 29

Pimiento verde 30

Zanahorias jóvenes 30

Arenque, a la parrilla 33

Harina integral 38

Nabos, al horno 45

Naranja 47

Judías de bote 48

Pan integral 54

Huevo, hervido 57

Cacahuetes 60

Queso cottage 73

Judías de soja, hervidas 83

Pan blanco 100

Leche entera 115

Muesli 120

Leche desnatada 120

Leche semidesnatada 120

Gambas, hervidas 150

Espinacas, hervidas 150

Nueces de Brasil 70

Yogur natural, desnatado 190

Harina de soja 210

Almendras 240

Harina blanca de repostería 450

Sardinas 550

Espadín, frito 710

Queso cheddar 720

Chanquetes, fritos 860

Cromo

Microgramos por 100g

Zumos de fruta 47

Hígado, cocido 55

Queso curado 56

Ternera, cocida 57

Levadura de cerveza 117

Melaza 121

Yema de huevo, cocinada 183

Hierro

Microgramos por 100g

Leche semidesnatada 0,05

Leche desnatada 0,06

Leche entera 0,06

Queso cottage 0,1

Naranja 0,1

Manzana Cox 0,2

Pera 0,2

Arroz, hervido 0,2

Plátano 0,3

Repollo, hervido 0,3

Queso cheddar 0,3

Aguacate 0,4

Bacalao a la parrilla 0,4

Patatas, hervidas 0,4

Zanahorias jóvenes, hervidas 0,4

Arroz integral, hervido 0,5

Tomate 0,5

Pasta blanca, hervida 0,5

Salmón, al horno 0,8

Pollo, asado 0,8

Pavo, asado 0,9

Arenque, a la parrilla 1

Pimiento rojo 1

Gambas, hervidas 1,1

Pimiento verde 1,2

Judías de bote 1,4

Espaguetis integrales, cocinados 1,4

Pan blanco 1,6

Espinacas, hervidas 1,7

Huevo, hervido 1,9

Harina blanca de repostería 2

Nueces de Brasil 2,5

Cacahuetes 2,5

Pierna de cordero, cocida 2,7

Pan integral 2,7

Tapa de ternera, cocida 2,8

Almendras 3

Judías de soja, hervidas 3

Lentejas, hervidas 3,5

Harina integral 3,9

Muesli 5,6

Copos de maíz 6,7

Cereales de arroz inflado 6,7

Harina de soja 6,9

Magnesio

Microgramos por 100g

Mantequilla 2

Manzana Cox 6

Nabo, al horno 6

Zanahorias jóvenes 6

Tomate 7

Queso cottage 9

Naranja 10

Leche entera 11

Arroz, hervido 11

Leche semidesnatada 11

Leche desnatada 12

Huevo, hervido 12

Copos de maíz 14

Patatas, hervidas 14

Pimiento rojo 14

Pasta blanca, hervida 15

Espaguetis integrales, cocinados 15

Harina blanca de repostería 20

Pimiento verde 24

Pollo, asado 24

Tapa de ternera, cocida 24

Pan blanco 24

Aguacate 25

Queso cheddar 25

Bacalao, a la parrilla 26

Pavo, asado 27

Pierna de cordero, cocida 28

Salmón, al horno 29

Judías de bote 31

Espinacas, hervidas 31

Arenque, a la parrilla 32

Plátano 34

Lentejas, hervidas 34

Gambas, hervidas 42

Espaguetis integrales, cocinados 42

Arroz integral, hervido 43

Judías de soja, hervidas 63

Pan integral 76

Muesli 85

Harina integral 120

Cacahuetes 210

Harina de soja 240

Almendras 270

Nueces de Brasil 410

Selenio

Microgramos por 100g

Leche entera 1

Leche desnatada 1

Judías de lata 2

Copos de maíz 2

Naranja 2

Cacahuetes 3

Almendras 4

Queso cottage 4

Arroz 4

Harina blanca de repostería 4

Judías de soja, hervidas 5

Huevo, hervido 11

Queso cheddar 12

Pan blanco 28

Pan integral 35

Lentejas, hervidas 40

Harina integral 53

Nueces de Brasil 1900

Cinc

Microgramos por 100g

Mantequilla 0,1

Pera 0,1

Naranja 0,1

Pimiento rojo 0,1

Plátano 0,2

Zanahorias jóvenes 0,2

Copos de maíz 0,3

Patatas, hervidas 0,3

Aguacate 0,4

Pimiento verde 0,4

Leche entera 0,4

Leche desnatada 0,4

Leche semidesnatada 0,4

Judías de bote 0,5

Bacalao, a la parrilla 0,5

Arenque, a la parrilla 0,5

Pasta blanca, hervida 0,5

Tomate 0,5

Queso cottage 0,6

Espinacas, hervidas 0,6

Pan blanco 0,6

Harina blanca de repostería 0,6

Arroz integral, hervido 0,7

Arroz, hervido 0,7

Judías de soja, hervidas 0,9

Espaguetis integrales, cocidos
  1,1

Huevo, hervido 1,3

Lentejas, hervidas 1,4

Pollo, asado 1,5

Gambas, hervidas 1,6

Pan integral 1,8

Queso cheddar 2,3

Pavo, asado 2,4

Muesli 2,5

Harina integral 2,9

Almendras 3,2

Cacahuetes 3,5

Nueces de Brasil 4,2

Pierna de cordero, cocida 5,3

Tapa de ternera, cocida 5,5

Ácidos grasos esenciales

Es difícil cuantificar la cantidad exacta de estas grasas. Más abajo se hace una relación de buenas fuentes de las dos familias de ácidos grasos esenciales.

Ácidos grasos esenciales omega 6

Aceite de girasol

Aceite de colza

Aceite de maíz

Almendras

Nueces

Nueces de Brasil

Pipas de girasol

Productos de soja, incluido el tofu

Ácidos grasos esenciales omega 3

Caballa

Arenque

Salmón

Trucha

Aguacate

Nueces

Aceite de nuez

Aceite de colza

Aceite de oliva

Bibliografía

General

Dennerstein, L., Wood, C., Westmore, A., *Hysterectomy: New Options and Advances,* 2nd edition, Oxford University Press, 1999

Pizzorno, J.E., Murray, M.T., Joiner-Bey, H., (eds) *Textbook of natural medicine,* 2nd edition, Churchill Livingstone, 2007

Rees, M., Stephenson, J., Hope, S., Rozenberg, S., Santiago, P., *Management of the Menopause,* 5th edition, Oxford University Press, 2010

Stewart, M., *Cruising Through the Menopause,* Vermilion, 2000

Stewart, M., *Beat Menopause Naturally,* Natural Health Publications, London 2006

Stewart, M., *The Phyto Factor,* Vermilion, 2000

Menopausia

Anderson, G.L., Limacher, M., Assaf, A.R., et al, Effects of conjugated equine estrogen in postmenopausal women with hysterectomy: the Women's Health Initiative randomized controlled trial. *JAMA* 2004; 291(14): 1701–12

Chiechi, L.M., Putignano, G., Guerra, V., et al, The effect of a soya rich diet on the vaginal epithelium in post menopause: a randomized double blind trial. *Maturitas* 2003; 45(4): 241–6

Helena Hachul, MD, PhD, et al, Isoflavones decrease insomnia in postmenopause. *The Journal of The North American Menopause Society* Vol. 18, No. 2, pp.1–7

Komesaroff, P.A., Black, C.V., Cable, V., Sudhir, K., Effects of wild yam extract on menopausal symptoms, lipids and sex hormones in healthy postmenopausal women. *Climacteric* 2001; 4(2): 144–50

Rossouw, J.E., Anderson, G.L., Prentice, R.L., (Division of Women's Health Initiative). Risks and benefits of estrogen plus progestin in healthy postmenopausal women: principal results from the Women's Health Initiative randomized controlled trial. *JAMA* 2002; 288(3): 321–33

Royal College of Obstetrics and Gynaecology. Scientific Advisory Committee Opinion Paper 6: Alternatives to HRT for management of symptoms of the menopause. RCOG, May 2006

Treatment of menopause-associated vasomotor symptoms: position statement of the North American Menopause Society, *Menopause* 2004; 11(1): 11–33

Wilcox G., Wahlqvist, M.L., Burger, H.G., Medley, G., Oestrogenic effects of plant foods in postmenopausal women. *BMJ* 1990; 301(6757); 905–6

Fitoestrógenos

Adlercreutz, H., Hamalainen, E., Gorbach, S., Goldin, B., Dietary phytoestrogens and the menopause in Japan. *Lancet.* 1992; 339 (8803): 1233

Cutler, G.J., Nettleton, J.A., Ross, J.A., et al, Dietary flavonoid intake and risk of cancer in postmenopausal women: the Iowa Women's Health Study. *Int J Cancer*

Ferrari, A., Soy extract phytoestrogens with high dose of isoflavones for menopausal symptoms. *J Obstet Gynaecol Res* 2009; 35: 1083–90

Hall, W.L., Vafeiadou, K., Hallund, J., et al, Soya-isoflavone-enriched foods and inflammatory biomarkers of cardiovascular disease risk in postmenopausal women: interactions with genotype and equol production. *Am J Clin Nutr.* 2005; 82(6): 1260–1268

Hooper L., Ryder, J.J., Kurzer, M.S., et al, Effects of soy protein and isoflavones on circulating hormone concentrations in pre- and post-menopausal women: a systematic review and meta-analysis. *Hum. Reprod. Update* 2009; 15:423-40.

Howes, L.G., Howes, J.B., Knight, D.C., Isoflavone therapy for menopausal flushes: a systematic review and meta-analysis. *Maturitas.* 2006; 55: 203–11

Kurzer, M.S., et al, Soya isoflavones decrease hot-flash frequency: a meta-analysis of studies examining soya protein, soya food, and soya isoflavones. Orlando, Florida: Fifth International Symposium on the Role of Soya in Preventing and Treating Chronic Disease, Sept 21–24, 2003

Setchell, K.D.R., Cole, S.J., Method of defining equol-producer status and its frequency among vegetarians. *J Nutr.* 2006; 136: 2188–93

Williamson-Hughes, P.S., Flickinger, B.D., Messina, M.J., Empie, M.W., Isoflavone supplements containing predominantly genistein reduce hot flash symptoms: a critical review of published studies. *Menopause.* 2006; 13: 831–9

Lignanos

Franco, O.H., Burger, H., Lebrun, C.E., et al, Higher dietary intake of lignans is associated with better cognitive performance in postmenopausal women. *J Nutr.* 2005; 135(5): 1190–1195

Lemay, A., Dodin, S., Kadri, N., Jacques, H., Forest, J.C., Flaxseed dietary supplement versus hormone replacement therapy in hypercholesterolemic menopausal women. *Obstet Gynecol.* 2002; 100(3): 495–504

Sacks, F., Lichtenstein, A., Van Horn, L., et al, Soya protein, isoflavones and cardiovascular health: an American Heart Association Science Advisory for professionals from the Nutrition Committee. 504. *Circulation* 2006; 113(7): 1034–1044

Suplementos

Atkinson, C., Warren, R.M., Sala E., et al, Red-clover-derived isoflavones and mammographic breast density: a double-blind, randomized, placebo-controlled trial. *Breast Cancer Res.* 2004; 6(3): R170–9

Bala, M., Sawhney, R.C., et al, (eds) Sea buckthorn. A multipurpose wonder plant. Vol III: Advances in Research and Development, 2007, Dya Publishing House, New Delhi, India, pp.254–267

Carmignani, L.O., et al, The effect of dietary soy supplementation compared to estrogen and placebo on menopausal symptoms: a randomized controlled trial. *Maturitas.* In Press. 2010

Ferrari, A., Soy extract phytoestrogens with high dose of isoflavones for menopausal symptoms. *J. Obstet. Gynaecol. Res.* 2009; Vol 35, No 6: 1083–1090

Kanadys, W.M., Leszczy ska-Gorzelak, B., Oleszczuk, J., Efficacy and safety of black cohosh (*Actaea/Cimicifuga racemosa*) in the treatment of vasomotor symptoms – review of clinical trials. Ginekol Pol. 2008 Apr; 79(4): 287–96

Larmo, P. S., Jarvinen, R.L., Setala, N. L., Yang, B., Viitanen, M.H., Engblom, J. R. K., Tahvonen, R.L., Kallio, H.K., Oral sea buckthorn oil attenuates tear film osmolarity and symptoms in individuals with dry eye. *The Journal of Nutrition.* First published ahead of print June 16, 2010 as doi: 10.3945/jn.109.118901

Liopvac, et al, Improvement of postmenopausal depressive and anxiety symptoms after treatment with isoflavones derived from red clover extracts. *Maturitas* 2010; 65: 258–261

Meissner, H. O., Mrozikiewicz, P., Bobkiewicz-Kozlowska, T., et al, Hormone-balancing effect of pre-gelatinized organic maca (*Lepidium peruvianum Chacon*) (part I) Biochemical and pharmacodynamic study on maca using clinical laboratory model on ovariectomized rats. *International Journal of Biomedical Science.* 2006: Vol 2, No 3. 100

Meissner, H. O., Mscisz, A., Reich-Bilinska, H., et al, Hormone-balancing effect of pre-gelatinized organic maca (*Lepidium peruvianum Chacon*): (II) Physiological & symptomatic responses of early-postmenopausal women to standardized doses of maca in double blind, randomized, placebo-controlled, multi-centre clinical study. *International Journal of Biomedical Science.* Dec 2006: Vol 2 No. 4, 360–374

Meissner, H. O., Mscisz, A., Reich-Bilinska, H., et al, Hormone-balancing effect of pre-gelatinized organic maca (*Lepidium peruvianum Chacon*): (III) Clinical responses of early-postmenopausal women to maca in double blind, randomized, placebo-controlled, crossover configuration, outpatient study. *International Journal of Biomedical Science.* Dec 2006: Vol 2 No 4, 375–394

Meissner, H. O., Reich-Bilinska, H., Mscisz, A., Kedzia, B., Therapeutic effect of *Lepidium peruvianum Chacon* (pre-gelatinized maca) used as a non-hormonal alternative to HRT in perimenopausal women – clinical pilot study. *International Journal of Biomedical Science.* 2006: Vol 2, No 2. 143

Shams, T., Setia, M.S., Hemmings, R., McCusker, J., Sewitch, M., Ciampi, A., Efficacy of black cohosh-containing preparations on menopausal symptoms: a meta-analysis. *Altern Ther Health Med.* 2010 Jan-Feb; 16 (1): 36–44

Thompson Coon, J., Pittler, M.H., Ernst, E., The role of red clover (*Trifolium pratense*) isoflavones in women's reproductive health: a systematic review and meta-analysis of randomized clinical trials. *Focus Altern Complement Ther.* 2003; 8: 544

Van de Weijer, P.H., Barentsen, R., Isoflavones from red clover (Promensil) significantly reduce menopausal hot flush symptoms compared with placebo. *Maturitas.* 2002; 42(3): 187–93

Woods, R., Whitehead, M., Effects of red clover isoflavones (Promensil) versus placebo on uterine endometrium, vaginal maturation index and the uterine artery in healthy postmenopausal women. *J Br Menopause Soc.* 2003; SupplS2: 33

Yang, B., Lipophilic components of seeds and berries of sea buckthorn (*Hippophaë rhamnoides*) and physiological effects of sea buckthorn oils. 2001. Dept.of Biochemistry and Food Chem., University of Turku. ISBN951 29 2221 5

Yang, B., Bonfigli, A., et al, Effects of oral supplementation and topical application of supercritical CO2 extracted sea buckthorn oil on skin ageing of female subjects. *J. Appl. Cosmetol.* 2009; 27, 1 13

Yang, B., Erkkola, R., Sea buckthorn oils, mucous membranes and Sjögren's syndrome with special reference to latest studies. In: Singh, V.; Yang, B.; Kallio, H.

Ejercicio y relajación

Agıl, A., Abıke, F., Daskapan, A., Alaca, R., Tüzün, H., Short-term exercise approaches on menopausal symptoms, psychological health, and quality of life in postmenopausal women. *Obstet Gynecol Int.* 2010. pii: 274261. Epub 2010 Aug 16

Di Blasio, A., Di Donato, F., et al, Effects of the time of day of walking on dietary behaviour, body composition and aerobic fitness in postmenopausal women. *J Sports Med Phys Fitness.* 2010; 50(2): 196–201

Greist, J.H., Klein, M.H., Eischens, R.R., et al, Running as treatment for depression. *Compr Psychiatry,* 1979; 20(1): 41–54

Martin, D., Notelovitz, M., Effects of aerobic training on bone mineral density of postmenopausal women. *J. Bone Miner Res.* 1993; 8(8): 931–6

Nedstrand, E., Wijma, K., Wyon, Y., Hammar, M., Applied relaxation and oral estradiol treatment of vasomotor symptoms in postmenopausal women. *Maturitas.* 2005; 51(2): 154–62

Tüzün, S., Aktas, I., Akarirmak, U., Sipahi, S., Tüzün, F., Yoga might be an alternative training for the quality of life and balance in postmenopausal osteoporosis. *Eur J Phys Rehabil Med.* 2010; 46(1): 69–72

Terapias complementarias

Borrelli, F., Ernst, E., Alternative and complementary therapies for the menopause. *Maturitas.* 2010; 66(4): 333–43. Epub 2010 Jun 30

Wyon, Y., Wijma, K., Nedstrand, E., Hammar, M.A., Comparison of acupuncture and oral estradiol treatment of vasomotor symptoms in postmenopausal women. *Climacteric.* 2004; 7(2): 153–64

Enfermedades del corazón

Abu Mweis, S.S., Jones, P.J., Cholesterol-lowering effect of plant sterols. *Curr Atheroscler Rep.* 2008; 10: 467–72

Li, S.H., Liu, X.X., et al, Effect of oral isoflavone supplementation on vascular endothelial function in postmenopausal women: a meta-analysis of randomized placebo-controlled trials. *Am J Clin Nutr.* 2009

Ortega, R.M., Palencia, A., Lopez-Sobaler, A.M., Improvement of cholesterol levels and reduction of cardiovascular risk via the consumption of phytosterols. *Br J Nutr.* 2006; 96: Suppl 1: S89–93

Sacks, F.M., Lichtenstein, A., Van Horn, L., Harris, W., Kris-Etherton, P., Winston, M., Soy protein, isoflavones, and cardiovascular health: an American Heart Association Science Advisory for professionals from the Nutrition Committee. *Circulation*. 2006; 113: 1034–44

Taku, K., Umegaki, K., Sato, Y., Taki, Y., Endoh, K., Watanabe, S., Soy isoflavones lower serum total and LDL cholesterol in humans: a meta-analysis of 11 randomized controlled trials. *Am J Clin Nutr*. 2007; 85: 1148–56

Zhan, S., Ho, S.C., Meta-analysis of the effects of soy protein containing isoflavones on the lipid profile. *Am J Clin Nutr*. 2005; 81: 397–408

Osteoporosis y posmenopausia

Alekel, D.L., Van Loan, M.D., Koehler, K.J., et al, The soy isoflavones for reducing bone loss (SIRBL) study: a 3-year randomized controlled trial in postmenopausal women. *Am J Clin Nutr*. 2009

Brink, E., Coxam, V., Robins, S., Wahala, K., Cassidy, A., Branca, F., Long-term consumption of isoflavone-enriched foods does not affect bone mineral density, bone metabolism, or hormonal status in early postmenopausal women: a randomized, double-blind, placebo controlled study. *Am J Clin Nutr*. 2008; 87: 761–70

Kenny, A.M., Mangano, K.M., Abourizk, R.H., et al, Soy proteins and isoflavones affect bone mineral density in older women: a randomized controlled trial. *Am J Clin Nutr*. 2009; 90: 234–42

Koh, W.P., Wu, A.H., Wang, R., et al, Gender-specific associations between soy and risk of hip fracture in the Singapore Chinese Health Study. *Am J Epidemiol*. 2009; 170: 901–9

Ma, D.F., Qin, L.Q., Wang, P.Y., Katoh, R., Soy isoflavone intake increases bone mineral density in the spine of menopausal women: meta-analysis of randomized controlled trials. *Clin Nutr*. 2008; 27: 57–64

Marini, H., Bitto, A., Altavilla, D., et al, Breast safety and efficacy of genistein aglycone for postmenopausal bone loss: a follow-up study. *J Clin Endocrinol Metab*. 2008; 93: 4787–96

Messina, M., Ho, S., Alekel, D.L., Skeletal benefits of soy isoflavones: a review of the clinical trial and epidemiologic data. *Curr Opin Clin Nutr*

Poulsen, R.C., Kruger, M.C., Soy phytoestrogens: impact on postmenopausal bone loss and mechanisms of action. *Nutr Rev*. 2008; 66: 359–74

Vupadhyayula, P.M., Gallagher, J.C., Templin, T., Logsdon, S.M., Smith, L.M., Effects of soy protein isolate on bone mineral density and physical performance indices in postmenopausal women – a 2-year randomized, double-blind, placebo-controlled trial. *Menopause*. 2009

Memoria

Duffy, R., Wiseman, H., File, S.E., Improved cognitive function in postmenopausal women after 12 weeks of consumption of a soya extract containing isoflavones. *Pharmacol Biochem Behav*. 2003; 75(3): 721–9

Elsabagh, S., Hartley, D.E., File, S.E., Limited cognitive benefits in stage +2 postmenopausal women after six weeks of treatment with ginkgo biloba. *J Psychopharmacol*. 2005; 19(2): 173–9

File, S.E., Jarrett, N., Fluck, E., et al, Eating soya improves human memory. *Psychopharmacology*. 2001; 157(4): 430–436

Kritz-Silverstein, D., Von Muhlen, D., Barrett-Connor, E., Bressel, M.A., Isoflavones and cognitive function in older women: the soya and postmenopausal health in aging (SOPHIA) study. *Menopause*. 2003; 10(3): 196–202

Salud mamaria

Guha, N., Kwan, M.L., Quesenberry, C.P., Jr., Weltzien, E.K., Castillo, A.L., Caan, B.J., Soy isoflavones and risk of cancer recurrence in a cohort of breast cancer survivors: the life after cancer epidemiology study. *Breast Cancer Res Treat*. 2009; 118: 395–405

Kim, H.A., Jeong, K.S., Kim, Y.K., Soy extract is more potent than genistein on tumor growth inhibition. *Anticancer Res*. 2008; 28: 2837–41

Messina, M., Hilakivi-Clarke, L., Early intake appears to be the key to the proposed protective effects of soy intake against breast cancer. *Nutr Cancer*. 2009; 61: 792–8

Messina, M., Watanabe, S., Kenneth, D. R., Setchell Report on the 8th International Symposium on the Role of Soy in Health Promotion and Chronic Disease Prevention and Treatment. *The Journal of Nutrition Supplement*: 8th International Soy Symposium: 796S–802S

Messina, M., Wood, C.E., Soy isoflavones, estrogen therapy, and breast cancer risk: analysis and commentary, *Nutrition Journal*. 2008, 7:17

Messina, M., Wu, A.H., Perspectives on the soy-breast cancer relation. *Am J Clin Nutr*. 2009; 89: 1673S–9S

Powles, T., et al, Red clover isoflavones are safe and well tolerated in women with a family history of breast cancer. *Breast Cancer Res*. 2004: 6(3): 140–142

Shu, X.O., Zheng, Y., Cai, H., et al, Soy food intake and breast cancer survival. *JAMA*. 2009; 302: 2437–43

Prevención del cáncer

Caan, B., Soy isoflavones and risk of cancer recurrence in a cohort of breast cancer survivors: the Life After Cancer Epidemiology study, 2009, *Breast Cancer Res Treat*. 10549-009-0321-5, 2009

Guha, N., Kwan, M., Quesenberry, Jr., C., Weltzien, E., Castillo, A., Messina, M., A brief historical overview of the past two decades of soy and isoflavone research. *Journal of Nutrition*. 2010;140(7): 1350S–4S. Epub 2010 May 19

Messina, M., Hilakivi-Clarke, L., Early intake appears to be the key to the proposed protective effects of soy intake against breast cancer. *Nutr Cancer*. 2009; 61(6): 792–8

Messina, M., Watanabe, S., Setchel, K., Report on the 8th International Symposium on the Role of Soy in Health Promotion and Chronic Disease Prevention and Treatment. *Journal of Nutrition*; Supplement: 796S–802S, 2009

Messina, M., Wood, C., Soy isoflavones, estrogen therapy, and breast cancer risk: analysis and commentary, *Nutrition Journal*. 2008; 7:17

Messina, M., Wu, A.H., Perspectives on the soy-breast cancer relation. *Am J Clin Nutr*. 2009; 89(5): 1673S–1679S. Epub 2009 Apr 1

Recursos

Para más información sobre el plan natural para la menopausia, puedes visitar: www.maryonstewart.com

Maryon Stewart ofrece consultas personales a mujeres de todo el mundo. También realiza talleres por teléfono. Para más detalles: www.maryonstewart.com +44 (0)1273 609 699 enquiries@maryonstewart. com

Estos son algunos otros libros de Maryon Stewart sobre la menopausia y la salud natural:

Cruising Through the Menopause, Maryon Stewart (Vermilion, 2000).

The Phyto Factor, Maryon Stewart (Vermilion, 2001).

The Natural Health Bible, Maryon Stewart y Dr. Alan Stewart (Vermilion, 2001).

El DVD *Get Fit for Midlife,* disponible en www. maryonstewart.com/ midlifedvd, explica cómo el plan natural para la menopausia ayuda a controlar los síntomas de la menopausia, así como a proteger tu corazón, tus huesos y tu memoria en los años posmenopáusicos. También contiene un programa de ejercicios y un ejemplo de meditación guiada. Para detalles sobre el Pzizz (una poderosa herramienta para dormir que induce al estado de relajación), ir a: www.maryonstewart.com/ pzizz

Proveedores

Muchos de los suplementos y otros productos que aparecen en *Plan natural para la menopausia* están disponibles en farmacias y parafarmacias. También puedes conseguir algunas marcas on line:

www.maryonstewart.com/shop

Para Arkopharma Phyto Soya visita: http://www.farmaciasoler.com/arkopharma-phyto-soya-p-5178.html o https://www.revital.co.uk/home

Para Fema 45+ visita: http://www.dieteticacentral.com/fema-45-180comp-7747.html o https://www.revital.co.uk/home

Para Femenessence visita: https://www.revital.co.uk/home

Para Omega 7 visita: http://www.cebanatural.com/omega7-aceite-espino-amarillo-p-431-5.html o https://www.revital.co.uk/home

Para Promensil (trébol rojo) visita: http://www.cebanatural.com/trebol-rojo-isoflavonas-capsulas-p-130-5.html?sessID=qj7ofqr5jgr91dmtjlf2s4n5ge4huf4t o https://www.revital.co.uk/home

Para Regenovex visita: https://www.revital.co.uk/home

Podrás encontrar más remedios naturales para la menopausia en: http://www.cebanatural.com/menopausia-c-79_80-5.html?sessID=qj7ofqr5jgr91dmtjlf2s4n5ge4huf4t

Índice